Monika Falkenrath

VOLKSKRANKHEIT BORRELIOSE

Widmung

*Dieses Buch ist all den Menschen gewidmet, die die Höllen-
qualen der chronischen Borreliose kennen und denen die
Schulmedizin nicht helfen kann.*

Monika Falkenrath

vertuscht ...   verharmlost ...   verschwiegen ...

Volkskrankheit Borreliose

Kritische Bestandsaufnahme
und Erfahrungsbericht über eine rein naturheilkundliche
Behandlung

Titelfoto: Irsen-Uferweg im Falkenauel
                (Foto: M. Falkenrath)

Copyright: Monika Falkenrath, Falkenauel 2003
                Alle Rechte liegen bei der Autorin.

Layout: Reiner Simon, Rodershausen

Herstellung
und Verlag: Books on Demand GmbH, Norderstedt

                ISBN 3-8334-0165-6

DANKSAGUNG

Mein herzlicher Dank gilt allen, die mich mit Informationsmaterial aus Zeitschriften und dem Internet versorgt haben:
- *meiner Mutter Margret Falkenrath / Wuppertal,*
- *Maria Rausch-Jeitz / Bettenbourg (Luxembourg),*
- *Ingrid Rumme-Frühauf / Prümerburg,*
- *Rolf-Dieter Tost / Köln und Mani Trost / Lahr.*
- *Rolf-Dieter Tost muß ich auch für das Korrekturlesen Dank sagen.*
- *Margret Kempf / Sülm / Kirchberg danke ich für ihre Hilfe bei meinem Einstieg in die Computerwelt.*

Den allergrößten Dank schulde ich jedoch Georg Högner von der Gaymühle und vor allem und ganz besonders Reiner Simon aus Rodershausen. Sie haben weder Zeit noch Mühe gescheut, um aus meinem Manuskript eine perfekte Druckvorlage zu erstellen.
Ohne Eure Hilfe und Unterstützung wäre dieses Buch nie fertig geworden!   M E R C I !

Robert Krahwinkel danke ich für seine Insider-Tip(p)s in Bezug auf Buchhandel und Verlagswesen.
Ferner gilt mein Dank der Familie Homann und ihren Mitarbeiterinnen von der Schloßapotheke in Neuerburg für ihre hervorragende Beratung.
Sollten mir als Laien allerdings Fehler unterlaufen sein bei meinen Versuchen, auch komplizierte Fakten so einfach wie möglich darzustellen, so habe ich diese Fehler ganz allein zu vertreten. Die Wirksamkeit meiner Behandlungsmethoden ist mit Sicherheit davon nicht betroffen.
Fairerweise gilt mein Dank trotz aller Kritik an der Schulmedizin auch den Ärzten, die ihren Beruf noch als Berufung ansehen und offen sind für neue Ansätze aus der Naturheilkunde:
Herrn Dr. med. K. H. Stock / Dorsten, der 1993 die Polio-Erkrankung feststellte,
Herrn Heinz Ess / Daleiden, der bereits 1994 als erster eine Borreliose bei mir vermutete (damals konnten weder er noch ich wissen, daß ein negative Laborbefund völlig nichtssagend sein kann)
und den Dres. med. U. und H. H. Laubach / Neuerburg, die mich zu einer homöopathischen Behandlung angeregt haben.
Von ganzem Herzen danken muß ich auch der Leiterin der Neuerburger Begegnungsstätte „Eifeler Hof" Elfriede Ademes/Dauwelshausen. Sie hat mir nach langer Krankheit die Rückkehr in die „Welt der Menschen" ermöglicht.

Hinweis:

Dieses Buch will, kann, soll und darf weder einen Arztbesuch ersetzen, noch irgendwen von der Einnahme verordneter Medikamente abhalten oder gar die Verantwortung für therapeutische
Entscheidungen übernehmen.

Inhalt

Die Fachleute sind immer böse, wenn einem Laien etwas einfällt,
was ihnen nicht eingefallen ist.
John Steinbeck

Vorwort

Die medizinisch-pharmazeutische Fachwelt wird amoklaufen –
falls sie sich je dazu herablassen sollte, dieses Buch zur Kenntnis
zu nehmen.

Borreliose-Behandlung ohne schulmedizinisch verordnete Antibiotika?
Eine ganz konsequent und radikal ausschließlich naturheilkundlich orientierte Therapie – und das nicht nur zur Vorbeugung, sondern gerade und ganz besonders für die schwersten und hartnä-
ckigsten Fälle von Borreliose, bei denen die diversen Symptome
längst chronisch geworden sind und sich nur allzu oft hartnäckig
jeder schulmedizinischen Medikamentation widersetzen?

Man ist ja inzwischen bereit, die Naturheilkunde als „Komplemen-
tär-Medizin anzuerkennen, d.h. als Ergänzung und Begleitung
einer schulmedizinischen Behandlung und vor allem zur Linderung der Nebenwirkungen von pharmazeutischen Präparaten.
Aber eine ausschließlich naturkeilkundliche Behandlung? Unmöglich! Unvorstellbar!

Man wird mir Leichtsinn, Unwissenheit und Inkompetenz vorwer-
fen. Wie kann ein Laie dem zu widersprechen wagen, worin sich
ausnahmsweise alle medizinischen Fachleute einig sind: daß
nämlich bei einer Borreliose-Erkrankung die Einnahme von Antibiotika unumgänglich sei!?

Dabei hätte die Schulmedizin eigentlich längst, laut und öffentlich
ihr Scheitern und Versagen in Bezug auf die Behandlung von Borreliose-Erkrankungen eingestehen müssen: sie gibt selber die

Heilungserfolge bei schweren und chronischen Fällen mit 25-45 % an. Die restlichen 55-75 % werden als austherapiert, therapieresistent, unheilbar – oder gar als Simulanten, Hypochonder oder Psychopathen abgehakt.

Statt konsequent der Frage nachzugehen, warum die Antibiotika aus der Pharma-Industrie weit weniger helfen, als man uns immer weißmachen will, flüchtet man sich lieber in Behelfsdiagnosen wie „vegetative Dystonie" oder „psycho-somatische Beschwerden"...

Bei den zahlreichen anderen „neuen" Krankheiten wie Migräne, Multiple Sklerose (MS), Chronische Müdigkeitssyndrom (CMS bzw. die engl. Abkürzung CFS), Multiple Chemikaliensensibilität (MCS) und wie sie alle heißen, sieht das Bild nicht anders aus.

Um sämtliche Mißverständnisse von voneherein zu vermeiden, sei hier ausdrücklich betont, daß dieses Buch weder einen Arztbesuch ersetzen, noch irgendwen von der Einnahme verordneter Medikamente abbringen will und darf. Dieses Buch richtet sich ausdrücklich an alle diejenigen, denen die Schulmedizin eben nicht helfen konnte oder an solche, für die die Einnahme von Antibiotika z.B. aus Allergiegründen ohnehin nicht in Frage kommt. Die Verantwortung für den Behandlungsverlauf kann und will dieses Buch weder dem Arzt noch dem Patienten abnehmen.

Statt dessen liefert es zunächst einmal – exemplarisch für die vielen anderen neuen Krankheiten, die in vielem der Borreliose ähneln – ausgehend von meiner eigenen Krankengeschichte, eine Fülle von Informationen über das Krankheitsbild der Lyme-Borreliose.

Daher wechseln sich rein sachbezogene und überwiegend erzählende Passagen ab – was natürlich nicht bedeutet, daß die stärker erzählenden Kapitel keine wesentlichen Informationen enthalten würden. Andererseits habe ich mich natürlich bemüht, auch die Fülle der hier angebotenen Informationen so unterhaltsam wie möglich zu „verpacken".

Gerade dieser Informationsteil wirft jedoch mit jedem neuen Aspekt neue Fragen auf, die ansonsten nur allzu gern unter den Tisch fallen gelassen werden. So müßte doch z.B. endlich einmal geklärt werden, wieso sich in den letzten 30 Jahren so viele neue Krankheiten herausgebildet haben, die alle angeblich von unterschiedlichen Bakterien oder Viren hervorgerufen sein sollen, sich aber in ihrer Symptomatik derartig ähneln und überschneiden, daß selbst Fachleute oft Schwierigkeiten haben, sie gegeneinander abzugrenzen.
Reichen Ernährungssünden und Umweltgifte als Erklärung hierfür wirklich aus?

Auf Grund meiner eigenen Krankengeschichte drängt sich mir der Verdacht auf, daß die **Polio-Schluckimpfungen** nach dem 2. Weltkrieg die Abwehrkräfte der beiden Nachkriegsgenerationen regelrecht „lahmgelegt" haben, so daß die Anfälligkeit für Krankheitserreger aller Art enorm zunahm.

Dieses Buch beschränkt sich jedoch nicht auf Information, Analyse und Kritik.
In seinem Hauptteil stellt es ein naturheilkundliches Behandlungskonzept vor, das von der Überzeugung ausgeht, daß die Natur grundsätzlich alles bereithält, was wir Menschen für ein gesundes Leben brauchen.

Auch die Pharma-Industrie muß ihre Grundsubstanzen zunächst einmal der Natur entnehmen. Wenn die von ihr künstlich verarbeiteten und damit **denaturierten** Antibiotika bei vielen Erkrankungen als unverzichtbar hingestellt werden – warum sollten dann **natürliche** Antibiotika nicht mindestens ebenso gut helfen können?!

Folglich zeigt dieses Buch konkrete Wege auf, wie man die **natürlichen Antibiotika in Lebensmitteln, Kräutern und Gewürzen** für den eigenen Heilungsprozeß nutzen kann.

Darüber hinaus beschreibt es eine große Auswahl an **alternativen Heilweisen**, so daß sich jede(r) – orientiert an dem eigenen Symptombild und dem jeweiligen Krankheitsstadium – seinen ganz persönlichen, individuellen Therapie-Ergänzungsplan daraus zusammenstellen kann.

Meine Selbstversuche haben mir gezeigt, daß gerade die **Kombination** mehrerer naturheilkundlicher Methoden bislang ungeahnte Wirkungen zeigt. Dies gilt vor allem dann, wenn man wirklich „**ganzheitlich**" vorgeht, d.h. wenn man bewußt und gezielt Techniken miteinander verbindet, die Körper, Seele und Geist gleichermaßen ansprechen.

Offenbar ergibt eine derartige Kombination von zahlreichen verschiedenartigen Ansätzen eine Art von **Synergie-Effekt**, durch den sich die jeweiligen Wirkungen gegenseitig unterstützen und intensivieren. Dieser Synergie-Effekt ist m.E. bislang meist unterschätzt und daher therapeutisch noch viel zu wenig ausgenutzt und angewendet worden.

Nach meinen Beobachtungen kann dieser Synergie-Effekt den Heilungsprozeß nicht nur verstärken, sondern auch beschleunigen. Das ändert natürlich nichts an der bekannten Tatsache, daß Naturheilverfahren zur Heilung einen längeren Zeitraum erfordern als die chemischen Präparate der Pharma-Industrie, die ja zumeist nur Symptome unterdrücken. Ein wirklich tiefgreifender und umfassender Heilungsprozeß braucht halt seine Zeit. Gerade den vielschichtigen und komplizierten Krankheitsbildern dieser neuartigen Erkrankungen wie der Lyme-Borreliose ist mit „Hau-ruck"- oder „Ruck-zuck"-Methoden nicht beizukommen.

Immunität, die es gegen die Borreliose auch nach Meinung der Schulmedizin nicht gibt, kann die Naturheilkunde „natürlich" auch nicht herbeizaubern. Neuinfektionen mit den Erregern der Lyme-Borreliose sind auf Grund ihres hohen Verbreitungsgrades jederzeit möglich.

Sinnvolle und effektive Borreliose-Therapie muß daher **jederzeit**
und **unbegrenzt wiederholbar** – ja sogar **prinzipiell ständig
anwendbar sein** – ohne schädliche Nebenwirkungen zu erzeugen.

Das aber ist nur durch den Einsatz **naturheilkundlicher Methoden** realisierbar.
Sie können auch chronisch Erkrankten wieder ein normales, „hei-
les" Leben ermöglichen.

Ich weiß es aus eigener Erfahrung.

Einleitung

Noch vor wenigen Jahren konnten viele mit dem Begriff „Borreliose" nichts anfangen. Bestenfalls hatte sich herumgesprochen, daß es sich dabei um eine Erkrankung handelt, die von Zecken übertragen wird. Zwar erschienen — meist im Frühjahr — Warnhinweise in diversen Zeitschriften. Ernst genommen hat sie kaum einer.

Ich auch nicht.

Bis ich erfuhr, daß ich selber betroffen war.

Da hatte ich allerdings schon eine fast 10jährige Odyssee von Arzt zu Arzt hinter mir wegen ständig wiederkehrender Krankheitsphasen mit merkwürdig diffusen Symptomen.

Das einzig konkrete Ergebnis sämtlicher Behandlungsansätze war meine amtsärztlich bescheinigte Berufsunfähigkeit — mit 47 Jahren.

Ich weiß nicht mehr, was schlimmer war nach dem Erhalt der Diagnose „Borreliose":
mein Entsetzen darüber, daß offenbar kein Arzt über das vielschichtige Krankheitsbild der Borreliose ausreichend informiert war – oder der Schock darüber, daß die Schulmedizin außer Antibiotika keinerlei Hilfe anzubieten hat.

Aufgrund meiner extremen Medikamentenallergie kam eine Antibiotika-Therapie für mich jedoch nicht in Frage.

Rückblickend bin ich regelrecht dankbar dafür, daß mich meine Medikamenten-Allergie gezwungen hat, einen eigenen Therapieansatz zu entwickeln. Ohne ihn wäre ich vermutlich auch heute noch den ständig wiederkehrenden Attacken der Borreliose hilflos ausgeliefert – einer Krankheit, deren Ausmaß und Schrecken nur der wirklich kennt, der sie selber durchlitten hat.

Krankengeschichte

Weiß der Himmel, was ich da vor mich hin gebastelt hatte, um irgendetwas in gebückter Haltung zu reparieren. Als ich mich wieder aufrichten wollte, jagte ein Höllenschmerz durch meinen Rücken und von der Hüfte bis zum Fuß ließ sich das rechte Bein nicht mehr bewegen.

Hexenschuß? Ischias? Bandscheibenvorfall?

Ich beschloß, mich vorsichtshalber röntgen zu lassen.

Keinerlei Befund. Der Arzt war zufrieden mit seiner Allerwelts- diagnose „Verschleißerscheinungen".

Also tröstete ich mich mit dem Gedanken, daß alles, was von alleine kommt, wohl auch wieder von alleine verschwinden könn- te. Allerlei Hausmittel sollten dem Verschwinden nachhelfen.

Fehlanzeige.

 Am dritten Tag war ich vollends bewegungsunfähig. Mir blieb gar keine andere Wahl, als mich vom Krankenwagen ins nächste Krankenhaus bringen zu lassen. Ich hätte mir alleine nicht einmal etwas zu essen machen können.

Wärmebehandlung, Fango und Massage brachten bald so viel Linderung, daß ich mich wenigstens mit Hilfe von Krücken wieder selbständig fortbewegen konnte. Alle anderen auf meiner Station liefen mit häßlich-grauen Krücken herum. Zum Glück bekam ich als Frau ein fröhlich-knallrotes Paar ausgehändigt.
Damit wurden diese feuerroten Krücken buchstäblich zum ersten Lichtblick in jenen tristen, qualvollen Krankenhaustagen. Immerhin ermöglichten sie mir einen kleinen eigenen Bewegungsradius.

Das Allerschlimmste lag also offenbar hinter mir. Nur: wie sollte weitere Besserung bewirkt werden?

Meine Hoffnung darauf, daß es nun von Tag zu Tag ein kleines bißchen besser gehen würde, stellte sich bald als trügerisch heraus.

Anfangs fand ich es völlig normal, daß ich fast den ganzen Tag im Krankenhaus verschlief und trotz Bergen von Decken, die mir die Krankenschwestern liebenswerterweise angeschleppt hatten, ständig ganz erbärmlich fror. Kein Wunder nach dem Schock, den Schmerzen und der Appetitlosigkeit der letzten Tage, sagte ich mir.

Aber das Frieren blieb. Das war eher schon wie chronischer Schüttelfrost – gekoppelt mit einer Apathie, die mir gerade deswegen zunächst gar nicht auffiel, weil mir alles so entsetzlich gleichgültig war.

Dabei gab es genügend Aspekte, die mir eigentlich schlaflose Nächte hätten bereiten können. Seit 6 Jahren bewohnte ich ganz alleine mit 4 Katzen und 2 Hunden ein kleines Eifelhäuschen mit großem Garten. Wie sollte ich in Zukunft mit all dem fertigwerden, wenn diese Lähmung nicht mehr verschwinden würde? Verschleißerkrankungen sind ja oft irreparabel! Es war ja schon schwierig genug gewesen, für die Zeit meines Krankenhausaufenthaltes auf die Schnelle jemanden zu finden, der vorübergehend Haus, Tiere und Garten versorgen konnte. Nur: das war ja lediglich eine Notlösung, die niemals Dauerzustand werden konnte und durfte. Diese Erkrankung stellte alles in Frage, was ich mir in den letzten Jahren mühevoll aufgebaut hatte.

Momentan war mir auch das völlig egal.

Stutzig wurde ich erst, als mir im Dämmerzustand zwischen Schlafen und Wachen Gedanken durch den Kopf schwirrten wie: Laßt mich doch alle in Ruhe. Ich will nur noch in Frieden sterben...

Irgendetwas in mir schaltete offenbar doch noch auf Alarm und aktivierte ein Fünkchen Lebenswillen. Vorsicht! sagte ich mir, jetzt wird es gefährlich! Das bist Du doch nicht selber und keine Verschleißerscheinung dieser Erde verändert einen Menschen so krass, daß er sich regelrecht aufgibt! Hier läuft noch irgendetwas anderes ab, was mit der bisherigen ärztlichen Diagnose noch gar nicht erfaßt worden ist!

Dazu paßte bestens, daß auch eine Computertomographie keinerlei Befund erbracht hatte. Der Röntgenologe meinte nur spöttisch, es würde mir offenbar Spaß machen, auf Krücken durch die Gegend zu humpeln...
Ich hätte ihm am liebsten meine Krücken um die Ohren gehauen oder –– noch besser! – ihm meine Schmerzen an den Hals gewünscht!
Das hebt die Stimmung, wenn einem bei jeder Bewegung vor Schmerz die Tränen in den Augen stehen und man wird dann als Simulant hingestellt!

Rückblickend meine ich, daß dies der Punkt war, an dem ich erstmalig anfing, selber Verantwortung für meine Genesung zu übernehmen. Anfangs hatte ich mich in meiner Hilflosigkeit völlig auf die behandelnden Ärzte verlassen. Das kam auch meiner merkwürdigen Apathie sehr entgegen. Erst jetzt dämmerte mir, daß ich in all dem Elend eins selber tun könnte: nämlich **mitdenken**!

Irgendwie kam mir dieser Zustand völliger Gleichgültigkeit und Teilnahmslosigkeit eigenartig bekannt vor. Bilder tauchten vor mir auf, die ich längst vergessen geglaubt hatte:

War das nicht alles ganz ähnlich gewesen bei jener Erkrankung vor knapp 10 Jahren?
Damals hatte alles mit diesem entsetzlichen Frieren abends angefangen, obwohl es ein ungewöhnlich warmer Frühlingstag gewesen war.
Am nächsten Morgen lag ich stundenlang völlig bewegungsunfähig wie gelähmt da. Dabei hatte ich keinerlei Schmerzen gespürt,

auch keinen Schrecken – eher ein leichtes Erstaunen darüber, daß nichts, aber auch gar nichts mehr so ging, wie ich es wollte. Weder Arme noch Beine oder sonst etwas ließen sich bewegen. Ich konnte nicht einmal den Kopf heben.
Ich weiß nicht, ob ich überhaupt hätte sprechen können; ich bin mir sicher, ich habe es nicht einmal versucht, weil mit dieser Lähmung dieselbe Gleichgültigkeit verbunden war, die mich jetzt –– dem Himmel sei Dank! –– so stutzig machte.

Irgendwann hatte der Spuk damals nach Stunden aufgehört, so daß ich aufstehen und mich bewegen konnte. Nur eine bleierne Müdigkeit blieb den ganzen Tag über, so daß ich ab Mittag nur noch liegen und schlafen wollte.

In den nächsten Tagen wiederholten sich diese Lähmungserscheinen, gingen aber irgendwann auch immer wieder so weit zurück, daß ich alleine aufstehen konnte.
Da ich keinerlei Hunger verspürte, brauchte ich mir auch nichts zu essen zu machen. In den wachen Phasen hatte ich immer nur Durst, Durst, Durst. Daher ist mir von all dem am besten in Erinnerung geblieben, wie quälend der Durst in den Phasen war, in denen ich keinen Finger rühren konnte. Neben meinem Bett standen Wasser und Obstsaft. Ich konnte sie sehen – aber nicht trinken, weil ich mich nicht bewegen konnte.

In meiner Apathie war mir nicht einmal der Gedanke gekommen, einen Arzt zu rufen. Es war ganz so, als ob nicht nur meine Muskeln, sondern auch mein ganzes Denken und Fühlen gelähmt gewesen wären.

Damals empfand ich nur noch genau dieselbe Gleichgültigkeit, die mich jetzt so stutzig machte:
Laßt mich doch alle in Ruhe. Ich will nur noch in Frieden sterben...

Irgendwann hatte ich auch einmal Fieber gemessen: 41°!
Nicht einmal das hatte mich sonderlich berührt.

Zum Arzt hatte ich mich erst geschleppt, als ich einen Krankenschein brauchte. Aber da war das Schlimmste offenbar vorbei. Geblieben war jedoch diese bleierne Müdigkeit und ein Gefühl absoluter Erschöpfung.

Mit den Lähmungserscheinungen verschwand auch diese totale Apathie. Nachträglich erfaßte mich das kalte Grausen bei dem Gedanken an das, was ich hinter mir hatte. Aber WAS hatte ich denn da überhaupt durchgemacht?

Mein damaliger Hausarzt gab sich alle erdenkliche Mühe, das herauszufinden. Auf Grund der von mir beschriebenen Symptome veranlaßte er diverse Bluttests, u.a. auf Rheuma und Polio.
Der Laborbericht vom 29.6.93 zeigte eine leichte Erhöhung der Polio-Werte von 1:20 (bei einem Grenztiter von 1:10) und empfahl eine Kontrolle des Ergebnisses.
Bei dieser Kontroll-Untersuchung vom 16.7.93 waren die Polio-Werte auf 1:40 gestiegen – was als Hinweis dafür gewertet wurde, daß sich mein Körper mit Polio-Viren auseinandergesetzt hatte.
Da keine frische Impfung erfolgt war – meine Polio-Schluckimpfungen lagen an die 30 Jahre zurück – konnte es sich also nur um eine akute Polio-Infektion gehandelt haben.

Da Polio meldepflichtig ist, mußte das Gesundheitsamt eingeschaltet werden. Inzwischen bestand zwar keine Ansteckungsgefahr mehr, weil die Inkubationszeit längst abgelaufen war. Trotzdem verordnete mir das Gesundheitsamt vorsorglich drei weitere Wochen „Hausarrest".

Vor allem wollte das Gesundheitsamt wissen, wo ich mir die Polio-Viren geholt haben könnte.
Da an unserer Schule kein weiterer Fall von Polio aufgetreten war, kam mein Arbeitsplatz dafür nicht in Frage.
Ich wurde gefragt, wo ich mich denn in meiner Freizeit aufhalten würde.
Zu der Zeit fuhr ich zwecks Hausbesichtigungen fast jedes Wochenende in die Eifel.

Bei diesem Stichwort klappte der Mitarbeiter des Gesundheitsamtes zufrieden seinen Aktenordner wieder zu. Für ihn war die Angelegenheit geklärt und abgeschlossen: das sei ja seit längerem bekannt, daß die Gewässer in der Eifel Polio-Viren enthalten würden.

Mir erschien das reichlich absurd, aber das war mir damals egal. Ich war nur heilfroh, daß ich mit „Hausarrest" statt richtiger Quarantäne in einem Krankenhaus davongekommen war.

Als Beleg für die Richtigkeit meiner Aussagen habe ich diesem Kapitel Kopien der betreffenden Laborberichte angefügt.(Abb.1)
Dabei fällt auf, daß es offenbar zweierlei Meßeinheiten für Polio-Werte gibt. Wenn der Grenztiter mit 1.10 definiert wird, steigen die Werte in Zehnerschritten (1.20, 1:30, 1:40 etc.)
Die neueren Laborberichte (ab 1999) gehen von einem Grenztiter von 1:8 aus und messen das Ansteigen der Werte in Verdoppelungsstufen. Also folgt auf 1:8 dann 1:16, 1:32, 1:64, 1:128 u.s.w. Ein Titer von 1: 256 liegt daher 6mal höher als der Grenztiter (und nicht etwa 32mal).
Außerdem geben die Laborberichte von 1993 und 94 nur ein einziges Gesamtergebnis an, während ab 1999 alle drei Polio-Typen einzeln aufgeführt werden.

Merkwürdigerweise wiederholten sich diese Krankheitsphasen in abgeschwächter Form in den folgenden Jahren mit „schöner" Regelmäßigkeit haargenau zur selben Jahreszeit, nämlich im Frühjahr, um Pfingsten herum. Mein neuer Hausarzt überprüfte die Polio-Werte und brachte erstmalig die Borreliose ins Gespräch. Der Laborbericht gab keine Hinweise auf eine Borrelien-Infektion, zeigte aber einen Polio-Titer von 1:40. (bb.2)

Erste Anhaltspunkte für eine Borreliose hatten sich 1999 nach einem Zeckenbiß ergeben (Abb.3). Offenbar hatte dieses Labor nur auf einen einzigen Borrelien-Stamm hin untersucht (Borrelia burgdorferi). Handelte es ich um ein amerikanisches Testverfahren? Dort gibt es nämlich nur diese eine Borrelien-Art – hier bei uns aber mindestens drei verschiedene (vgl. das Kapitel „Beschreibung der Borreliose)

14

Die Kontrolluntersuchung vom 30.6.99 bestätigte den Verdacht auf eine Borrelien-Infektion – und lieferte Polio-Werte von 1:256 (Typ 1), 1.512 (Typ 2) und 1:32 (Typ 3).
In dieser Phase war eine Verkrampfung der Atemmuskulatur bei mir aufgetreten, die mich für ca. ¾ Std. in Todesangst versetzte, bis eine Ärztin mit Akupunkturnadeln diesem Spuk ein Ende machte. (Abb. 4a und 4b)

Obwohl die Lähmungen nie wieder so massiv auftraten wie beim ersten Mal (1993), hatte ich mich von dieser Erkrankung nie richtig erholt. Eigenartige Symptome waren zurückgeblieben. Plötzlich vertrug ich zeitweilig keine Sonne mehr am Kopf. Dabei hatte ich doch immer zu den begeistertsten Sonnenanbetern gehört!
Noch schlimmer aber war jetzt Kälte für mich. Abgesehen davon, daß dieses abartige, entsetzliche Frieren immer öfter auftrat, verursachte mir jeder leiseste Windzug am Kopf Höllenschmerzen – als ob einer mit glühenden Messern durch Gesicht und Kopfhaut schneiden würde. Die Schmerzen wanderten, breiteten sich aus über Kopf, Gesicht, Ohren, Hals, Nacken und Schultern. Meistens schön abwechselnd: mal links, mal rechts.
Migräneähnlich sich steigernd bis zur Übelkeit, bis zum Erbrechen.
Oder mit allen Symptomen einer Gesichtsnerventzündung: Trigeminusneuralgie. Höllenschmerzen, die einen in den Wahnsinn treiben können. So etwas würde ich meinem schlimmsten Feind nicht wünschen!

Einziges Gegenmittel: Wärme. Was blieb mir anderes übrig, als ständig, je nach Schmerzintensität und Schmerzempfindlichkeit und eben NICHT nach Wetter, Jahreszeit und Außentemperatur wie die anderen, mehr oder weniger „vermummt" mit Mütze, Hut, Halstuch, Schal oder Kopftuch herumzuspazieren?!

Das macht vielleicht einen „guten" Eindruck, wenn man bei strahlendem Sonnenschein wie ein Eskimo angezogen sein muß! Kommentare wie: „Jetzt ist die unter die Russen gegangen!" waren noch die harmlosesten, wenn ich mich im Sommer mit Kopftuch ins Freie wagte...

Was hatte ich nicht alles ausprobiert in diesen jammervollen Jahren, um die Schmerzattacken in den Griff zu bekommen oder doch wenigstens einzuschränken!

Anfangs meinte ich, es müßten sich doch irgendwelche Auslöser für diese grausamen Schmerzen finden lassen: ohne Ursache keine Wirkung! Also: wo lag die Ursache, der oder die Auslöser?

Nach und nach geriet alles mögliche in Verdacht: Streß und Frust sowieso, bestimmte Nahrungsmittel, das Wetter, Wetterumschwünge, bestimmte Mondphasen...

Nur: alle diese Erklärungsversuche trafen manchmal zu   —
meist aber nicht.
Gemäß jeder neuen Theorie bemühte ich mich, die vermeintlichen Auslöser zu meiden wie der Teufel das Weihwasser.

Die Schmerzen kamen trotzdem wieder. Einfach so. Ohne ersichtliche Ursache.

Irgendwann gab ich es auf, nach den Gründen zu suchen. Statt dessen konzentrierte ich mich auf den Versuch, die Schmerzen zu lindern und möglichst schon im Anfangsstadium zu stoppen.

Aber auch hierbei hielt mich offenbar ein unbegreifliches, willkürliches und brutales Zufallsprinzip zum Narren:

Mal schienen die Schmerzen nachzulassen nach einer Flasche Mineralwasser, mal schienen diverse Tees, Buttermilch oder Malzbier die Schmerzen zumindest vorübergehend zu verscheuchen – meinte ich jedenfalls.
Aber schon beim nächsten Versuch versagten alle meine Entdeckungen kläglich.

Vielleicht war ja auch dies nur Einbildung:

mir kam es in all den Jahren so vor, als ob das einzige Gegenmittel, das mir immerhin die Schmerzen aushaltbar machte, das Tragen einer **roten Mütze** sei.
Ich weiß, das klingt für jeden, der solche Schmerzen nicht kennt, verdächtig nach Aberglauben, Spinnerei und Selbstbetrug. Es mag ja sein, daß das Tragen meiner roten Mütze primär nach dem Motto: „Der Glaube versetzt Berge" funktionierte. Aber das störte mich überhaupt nicht.
Ich kann mir gut vorstellen, daß manch einer noch entschieden verrücktere Dinge tun würde, als nur ständig mit einer roten Mütze herumzurennen , um dieser Quälerei zu entgehen.

Ich war jedenfalls felsenfest davon überzeugt, daß sich mit einer roten Mütze die Schmerzen leichter aushalten ließen und bei weitem nicht so stark würden wie zuvor.
Dafür liebte ich meine rote Baskenmütze über alles.

Seitdem ich mich ein bißchen mit Farbpsychologie beschäftigt habe, frage ich mich, ob ich damals nicht doch intuitiv etwas Sinnvolles herausgefunden habe. In einem Vortrag von Craig Carpenter (dem Botschafter der Hopi-Indianer) hörte ich, daß die Hopi-Ältesten bei ihren Versammlungen **rote Stirnbänder** tragen, weil das Rot hilfreich sei, um Gedanken und Geist zu sammeln und zu konzentrieren.
Ebenso wird ja immer wieder empfohlen, Edelsteine in **roten** Tüchern oder Säckchen aufzubewahren und zu transportieren, weil sie darin am wenigsten von ihrer Ausstrahlung verlieren würden.

Auch die Umgangssprache hält das Rot für eine kräftige, feurige Farbe. Vielleicht verbirgt sich in ihm ja tatsächlich weit mehr „Power", als wir bislang vermutet haben.

Mir jedenfalls gab meine rote Mütze wenigstens einen Schimmer von Hoffnung. Allein das Gefühl, diesen furchtbaren Schmerzen doch nicht so ganz allein und völlig hilflos ausgeliefert zu sein, war schon Gold wert.

Es bewahrte mich davor, nicht restlos in Fatalismus zu versinken.

Die Gefahr war doppelt groß, weil jene entsetzliche Müdigkeit mir auch die relativ schmerzfreien Tage zu einer Last werden ließ. Trotz mindestens 10 Stunden Schlaf pro Tag bekam ich immer nur das Allernötigste geschafft. Alles erschien mir enorm mühsam und anstrengend, so daß ich mich permanent überfordert fühlte.

Verantwortlich für diese Überforderung machte ich damals in erster Linie meinen Arbeitsplatz Schule: "Burn-out"-Syndrom = Ausgebranntsein, eine typische Lehrerkrankheit.

Darauf führte ich auch meine enormen Konzentrations- und Gedächtnisstörungen zurück. Jahrzehntelang hatte ich mit großem Erfolg Fördergruppen für Legastheniker geleitet. Jetzt fühlte ich mich selbst wie ein Legastheniker. Selbst bei simplen Rechtschreibfragen mußte ich plötzlich den Duden zur Hand nehmen.

Sehr förderlich für Selbstbewußtsein und Selbstwertgefühl ist so ein Zustand nicht gerade...

Und was denken die lieben Mitmenschen, wenn sie so viel Unvermögen und Unfähigkeit beobachten?
Da sind doch garantiert Tabletten, Alkohol oder sonstiges Teufelszeug im Spiel...
Dabei konnte ich wegen meiner Allergien nicht einmal zu Aspirin oder anderen Schmerzmitteln greifen.

Daß solcherlei Symptome Anzeichen einer Krankheit sein können, die heutzutage jeden treffen kann, daran dachte keiner.
Ich ja damals auch nicht.

Ich hatte mich damit abgefunden, daß trotz aller Vorsichts- und Gegenmaßnahmen die Schmerzattacken immer wiederkehrten.

Meist wöchentlich. Ich war schon froh, wenn sie „erst" nach 10 oder 14 Tagen erneut auftraten.

Für mich hatte ein Jahr nur noch höchstens 300 Tage.
Den Rest konnte ich aus meinem Leben streichen.

Anfangs dauerten diese Schmerzphasen fast auf die Minute genau 48 Stunden. Nach einigen Monaten gingen sie auf 36 Stunden zurück. Das blieb dann über viele Jahre „Standard".

Was denken die lieben Zeitgenossen, wenn eine/r ohne ersichtliche Ursache alle naselang von jetzt auf gleich krank wird – und
vorher schon weiß, wann der Spuk vorbei sein wird?
Der simuliert, Hypochonder, der spinnt...

Dabei war das der einzige Strohhalm, an dem ich mich während
dieser grausamen Schmerzattacken festhalten konnte:
Lieber Gott, mach, daß dieser Irrsinn auch diesmal wieder zur
„festgesetzten Stunde" aufhört!!!

Trotzdem gab es ab und zu Phasen, an denen auch so ein Stoß-
gebet aus tiefstem Herzen nicht half und das ganze Elend drei
oder vier Tage dauerte...

Seitdem weiß ich, wie die Hölle auf Erden aussehen kann.

Im übrigen hatten diese Schmerzen offenbar ihren eigenen Ter-
minkalender. Sie tauchten bevorzugt dann auf, wenn ein Termin
besonders wichtig war oder ich mich auf etwas ganz besonders
gefreut hatte. Oder wenn kurzfristiges Absagenmüssen ganz besonders peinlich war.

Ergebnis? Folge? Konsequenz?

Ich traute mich nicht mehr, irgendwelche Termine zuzusagen,
Einladungen auszusprechen oder anzunehmen oder mich für irgendwelche Veranstaltungen anzumelden. Ich konnte ja nie wissen, ob ich dann überhaupt fit genug sein würde, um den Termin
auch wahrzunehmen...

Und so treibt einen die Krankheit nicht nur in Apathie und Selbstzweifel, sondern auch in die Isolation.

Selbst die besten Freunde werden stutzig, wenn man zum 27.mal in letzter Minute etwas absagen muß...

Wie stark diese permanente Unsicherheit auch den gesamten Bewegungsradius einschränkt, war mir lange Zeit hindurch gar nicht bewußt geworden. Ich bildete mir ein, ich hätte ganz einfach die Lust am Reisen verloren, nachdem ich fast 20 Jahre lang per VW-Bulli durch halb Europa kutschiert war.
Erst Jahre später ging mir auf, daß ich alle weiteren Fahrten und Reisen vermieden hatte, weil ich unbewußt befürchtete, unterwegs könnten mich diese Schmerzen wieder überfallen – und wie sollte ich dann nach Hause kommen?
Also hielt ich mich nur noch in einem Umkreis von ca. 100 km um meinen Wohnsitz herum auf. Nur so konnte ich sicher sein, daß ich bei den ersten Anzeichen einer Schmerzattacke noch rechtzeitig nach Hause fahren könnte.

Mit anderen Worten: vieles von dem, was ich früher als „Lebensqualität" empfunden hatte, war Vergangenheit geworden.

Dabei reichten die wenigen „guten" Tage kaum aus, um wenigstens minimale Kraftreserven wieder aufzutanken oder gar die liegengebliebenen Arbeiten nachzuholen. Kaum hatte ich mich ansatzweise etwas erholt, kam der nächste Einbruch.

„Gut" ist so eine Lebenssituation bestenfalls für die „schlanke Linie". Im Klartext: mir hatte das ganze Elend ein katastrophales Untergewicht eingebracht. Folglich hatte mein Körper den Schmerzen immer weniger entgegenzusetzen.

Wieso eine Polio-Erkrankung derartige Nachwirkungen haben könnte, war den Ärzten und mir gleichermaßen unbegreiflich. Sie versuchten,   meinen   Beschwerden   mit   Eigenblut-

/Ozonbehandlungen, Massagen, Fango, Bestrahlungen und Reizstrom zu Leibe zu rücken.

Nachdem sich herausgestellt hatte, daß sämtliche Behandlungsversuche bestenfalls minimale, vorübergehende Ergebnisse brachten, hatte ich alle Hoffnung auf Hilfe oder Besserung aufgegeben.

Wie eine unbezwingbare Burgmauer standen diese grausamen Schmerzen zwischen mir und meiner Umwelt. Von meinen früheren Hobbies und Interessen, von meinem alten Engagement und Unternehmungsgeist war nichts mehr übrig geblieben.

Das war kein Leben mehr. Eher ein Vorzimmer der Hölle.

Da alle behandelnden Ärzte einhellig der Meinung waren, daß jeglicher Streß neue Lähmungen bei mir hervorrufen könnte, die lebensgefährlich würden, weil Polio-Erkrankungen im Erwachsenenalter oft tödlich, zumindest aber im Rollstuhl enden, wurde ich zu meiner großen Erleichterung frühpensioniert – mit 47 Jahren.

Ich beschloß, aus der Not eine Tugend zu machen und kaufte mir ein kleines Häuschen im Grünen.
Da weite Reisen und große gesellschaftliche Aktivitäten für mich ja ohnehin nicht mehr machbar waren, wollte ich für den Rest meines Lebens mein Glück in meiner kleinen Welt suchen: bei meinen Tieren, in meinem Garten, in der Natur.

Die Rechnung ging auf: Herz-Kreislaufprobleme hatte ich schon nach einigen Monaten in der gesunden Eifelluft nicht mehr, die Allergien besserten sich zusehends, und die körperlichen Arbeiten in Haus und Garten brachten mir endlich wieder eine gewisse Kondition, so daß ich sogar wieder Sport treiben konnte.

Nach den ersten „Aufbaujahren" in meiner neuen Heimat drängten sogar ganz allmählich meine alten Hobbies und Interessen wieder an die Oberfläche. Sprachen und Geschichte hatten mich schon von Kindheit an fasziniert. Also begann ich Schritt für Schritt, mei-

ne neue Heimat, dieses uralte Keltenland zwischen Eifel und Ardennen, zu erforschen: seine Sprache, sein Brauchtum, alte keltische Kult- und Siedlungsplätze und die Hinterlassenschaften der Megalithiker in unserer Region.
Was es da alles zu entdecken gab, übertraf meine kühnsten Erwartungen.

Im Laufe der Zeit hatte ich ein phantastisches Foto-Archiv zusammengestellt, aus dem ich später einmal ein Buch veröffentlichen wollte.

Aber statt an meinem Traum-Buch zu arbeiten, humpelte ich jetzt mühsam auf meinen Krücken herum.

So ein Elend, und das ausgerechnet jetzt! Wo ich noch so viele Fundplätze dokumentieren wollte und so viele Ideen im Kopf hatte!

Trotz meiner eingangs beschriebenen Apathie und Gleichgültigkeit dämmerte mir allmählich, daß diese erneute Lähmung ALLES, wirklich ALLES, was mir lieb und wichtig war, bedrohen und vernichten würde. Weder würde ich meine Hobby-Forschungen weiter betreiben, noch mein Haus, den Garten und meine Haustiere selber versorgen können.

Mein Entschluß stand fest: ich wollte nicht nur, ich **mußte** diese Krankheit besiegen –– ganz gleich, wie sie hieß und wo sie herkam. Es sollte und durfte nicht alles vergeblich sein, was ich in den letzten Jahren begonnen hatte! Ich wollte wieder MEIN Leben führen können, und zwar besser, als je zuvor!

Dazu mußte ich aber erst einmal herausfinden, mit welcher Krankheit ich es überhaupt zu tun hatte.

Ich überredete den behandelnden Arzt, eine erneute Blutuntersuchung zu veranlassen, und zwar sowohl auf Polio als auch auf Borreliose. Zunächst hatte ich natürlich nur an Polio gedacht wegen der Ähnlichkeit mit der Erkrankung vor 10 Jahren. Dann war mir eingefallen, daß ich mehrfach von Borreliose und Lähmungen gehört hatte. Also konnte es ja wohl nicht schaden, zumindest vorsichtshalber auch die Möglichkeit einer Borreliose überprüfen zu lassen. „Dank" meiner zahlreichen Haustiere schlug ich mich Jahr für Jahr mit etlichen Zeckenbissen herum. Daß Zecken Krankheitsüberträger wären, hatte ich ja oft genug gelesen.

Das Laborergebnis war beeindruckend. Es lieferte Hinweise auf eine handfeste Borreliose. Die Polio-Werte lagen für Poliovirus Typ 1 bei 1:32, für Typ 2 bei 1:64 und für Typ 3 bei 1:8, also für meine Verhältnisse zwar nicht besonders hoch, aber immerhin vergleichbar mit denen von 1993.(Abb. 5)

In Erinnerung an meine Erlebnisse mit dem Gesundheitsamt von damals, ahnte ich Schreckliches. In Gedanken sah ich mich schon in einer Quarantänestation ...
Aber da wurde ich schnell beruhigt:
diese Polio-Werte seien völlig unwichtig. Die hätten nichts zu sagen.

Informativ seien nur die hohen Borreliose-Werte. Offensichtlich hätte ich eine hochgradige Borreliose.

Ich war mehr als verdattert, überrascht, irritiert. Wenn die jetzigen Polio-Werte bedeutungslos und uninteressant waren, weil ich in Wirklichkeit an Borreliose erkrankt war, lag dann nicht die Vermutung nahe, daß es sich auch damals, vor knapp 10 Jahren, um eine Borreliose gehandelt haben könnte, die nur deswegen nicht diagnostiziert werden konnte, weil damals noch kein Mensch an Borreliose dachte?

Das waren ja gute Aussichten: dann gehörte ich ja vielleicht längst zu den chronischen Borreliose-Fällen, ohne es zu ahnen.

Andererereseits ging mir nicht in den Kopf, wieso Ärzte, das Gesundheitsamt und ein Amtsarzt sich von einem Polio-Titer von 1:40 verleiten ließen, auf eine Polio-Erkrankung zu schließen, während jetzt ganz ähnliche Werte absolut nichtssagend sein sollten.

Im Augenblick erschien mir das jedoch nicht sonderlich bedeutsam.

Mir war die Diagnose „Borreliose" erheblich sympathischer als ein erneuter Polio-Schub! Ich wußte ja noch nicht, was für „Überraschungen" die Borreliose bereithält!

Trotz meiner extremen Allergieneigung bestand der Arzt auf der Einnahme von Antibiotika. Da ich nicht bereit war, zu all dem Elend auch noch einen Allergieschock zu riskieren, lehnte ich dies kategorisch ab. Statt dessen ließ ich mir Krücken für zu Hause verschreiben und mich auf eigene Verantwortung aus dem Krankenhaus entlassen.

Zum ersten mal seit Jahren schöpfte ich wieder Hoffnung.

Die Diagnose „Borreliose" eröffnete mir eine realistische Perspektive, wieder gesund zu werden.

Alle Ärzte hatten mir beteuert, daß es gegen Polio-Viren keinerlei Medikamente und auch sonst keinerlei Behandlungsmöglichkeiten gäbe.

Jetzt sah die Welt anders aus: mit diesen vermaledeiten Borreliose-Erregern wollte ich es aufnehmen, die mußten zu besiegen sein! Wenn das die Antibiotika aus der Pharma-Industrie schaffen konnten, dann würde ich auch einen Weg dazu finden.

Ich war fest entschlossen, eine alternative, naturheilkundliche Therapie zu finden – ohne künstliche, denaturierte Antibiotika und deren Nebenwirkungen.

Dieser Entschluß war der Beginn meiner Heilung.

Informationsteil: Die Lyme-Borreliose

Gemäß einem alten Sprichwort ist ein erkannter Feind schon halb besiegt. Folglich brauchte ich jetzt erst einmal alle verfügbaren Informationen über die Borreliose-Erkrankung.

Zugegeben: gerade in dieser Informationsphase habe ich mehr Glück als Verstand gehabt. Dank unverhoffter, glücklicher „Zufälle" erhielt ich immer wieder genau die richtigen Hinweise. Bewaffnet mit meinen nun eigenen, von der Krankenkasse bezahlten (natürlich wieder knallroten) Krücken, kam ich mit Gott und aller Welt ins Gespräch. Zu meiner Überraschung konnte jede/r, dem ich auf seine teilnahmsvollen Fragen etwas von "Lähmung dank Borreliose" erzählte, mit dem Stichwort "Borreliose" etwas anfangen! Die Hälfte aller Leute "hatte selber mal eine gehabt" – und der gesamte Rest hatte mindestens einen Fall im engsten Familien- und Freundeskreis!

Da dämmerte mir zum ersten Mal, daß der Verbreitungsgrad der Borreliose erheblich höher liegen könnte, als ich bislang gemeint hatte – und daß er im krassen Mißverhältnis zur derzeitigen Ignoranz unserer Ärzte steht.

Jedenfalls erhielt ich so von Leidensgenossen die Anschrift des deutschen Borreliosebundes, dem Zusammenschluß aller Borreliose-Selbsthilfegruppen, und dutzende Hinweise darauf, daß anderen die brav akzeptierte Antibiotika-Einnahme in keiner Weise geholfen hatte.

Es war immerhin tröstlich zu wissen, daß ich mit meinem Problem nicht allein stand.

In der Annahme, daß das zuletzt erschienene Fachbuch sicherlich das aktuellste sein würde, bestellte ich mir das damals – Herbst 2000 – erst kürzlich herausgegebene Buch „Die Zecken-

Borreliose" von Dr. med. Wilfried Krickau und Jürgen Helfricht (Berlin/München 2000; s. Literaturverzeichnis).

Soweit nicht anders vermerkt, beziehe ich mich in meinem Informationsteil auf dieses Buch.

Im Gegensatz zu den beiden Autoren komme ich jedoch nicht umhin, im Anschluß an die von ihnen dargestellten Fakten einige längst überfällige, unbequeme Fragen zu stellen.

Kreuzreaktionen und „Tarnkappenviren"
oder
Was haben Borreliose-Erreger mit Polio-Viren zu tun?

So habe ich beispielsweise bislang nirgendwo einen Hinweis gefunden, der den Zusammenhang zwischen meinen abenteuerlichen Polio- und Borreliosewerten erklären könnte. Im Verlauf von mehreren Monaten habe ich acht verschiedene Ärzte, denen allen diese eigenartigen Laborbefunde vorlagen, befragt. Einige Labors hatten ihren Laborbericht mit der Frage versehen, ob eine frische Impfung vorhergegangen sei. Meine letzte Polio- Impfung lag jedoch – wie bereits erwähnt – über 30 Jahre zurück.

Übereinstimmend erklärten mir alle Ärzte, derartige „Kreuzreaktionen" könnten schon mal auftreten, daß also eine bestimmte Bakterienart einen Virus mitaktivieren könnte. Das hätte nichts zu sagen

Ich habe das bis heute nicht verstanden. Allen acht Ärzten habe ich meine Überlegung dargelegt:
Polio-Viren erzeugen Lähmungen. Borreliose-Bakterien auch. Per **Zufall** haben alle Labors festgestellt, daß die hohen Borreliose-Werte bei mir mit ebenso hohen Polio-Werten Hand in Hand gingen.

Da stellt sich doch die Frage, ob das nur bei mir so ist – oder ob sich hier ein bislang noch nicht erkanntes Muster verbirgt, das auch auf andere zutrifft: daß nämlich die Borreliose-Bakterien auf bisher ungeklärte Weise per „Kreuzreaktion" die Polio-Viren aktivieren und dadurch diese vermaledeiten Lähmungen erzeugen. Natürlich ist dies vorerst nur eine Theorie, eine Vermutung von mir. Ich hatte gehofft, wenigstens einen Arzt veranlassen zu können, diese Frage aufzugreifen und weiterzugeben. Immerhin könnte ihre Beantwortung weitreichende Konsequenzen für die Therapie zahlreicher Leidensgefährten haben.

Sollte sich meine Vermutung bewahrheiten, so wäre schlagartig auch für die Schulmedizin klar, warum ihre Antibiotika so oft versagen:
gegen Polio-Viren können sie nichts ausrichten.

Bislang hat meine Fragestellung niemanden interessiert.

Vielleicht kann ja dieses Buch dazu beitragen, daß diesen Aspekten nachgegangen wird.

Auf dieses unverständliche Desinteresse seitens der medizinischen Fachwelt bin ich immer wieder gestoßen.

Haben nur wir Betroffenen eine ernsthafte Motivation, den Rätseln der Borreliose auf den Grund zu gehen?

Dabei sind der Forschung längst sog. „Tarnkappen-Viren" bekannt. Das sind „Viren, die Abschnitte des genetischen Materials von Bakterien übernehmen. Somit sind sie untypisch und werden vom Immunsystem nicht als das erkannt, was sie eigentlich sind." (zitiert aus dem Borreliose – Magazin Nr. 5, Febr. 2001 S. 17 nach einer Veröffentlichung des Center for Complex Infectious Deseases)

Wenn also solche „Tarnkappen-Viren" z.B. eine Borreliose vortäuschen können, obwohl eigentlich gar keine Borreliose-Erreger vorliegen – wäre dann nicht auch der umgekehrte Fall denkbar, daß Bakterien sich als Viren „tarnen"?

Offenbar sind die tatsächlichen Zusammenhänge noch erheblich vielschichtiger und komplexer, als die meisten Mediziner ahnen.

Während der Arbeiten an diesem Manuskript kam erneut der Ärger in mir hoch über die Tatsache, daß ich bislang dem Rätsel der

eigenartigen Verknüpfung von hohen Polio- und Borreliose-Werten bei mir noch nicht einen Schritt näher gekommen war.
Ich beschloß, zumindest noch einen Versuch zu starten, um wenigstens etwas Klarheit in diese Sache zu bringen.

Ich rief verschiedene Gesundheitsämter im Umkreis an. Keine einzige dieser Behörden war in der Lage, mir meine Fragen zu beantworten. Das lag weder an mangelndem guten Willen – sämtliche Gesprächspartner/innen waren ausgesprochen freundlich und hilfsbereit – noch an mangelnder Zeit, denn ich hatte mir für diese Telefonaktion wohlweislich einen Termin ausgesucht, an dem zwar alle im Dienst sein müssen, aber wegen bevorstehender Feiertage wenig zu tun ist:. Vermutlich hatte die Feiertagsstimmung alle ein bißchen zugänglicher gemacht. Vielleicht hatten sie ja auch nur Mitleid mit jemandem, der sich ausgerechnet jetzt. mit derartigen Fragen herumschlug.

Das einzig positive Ergebnis dieser Telefonate war der Hinweis, am besten würde ich mich mit meinen Fragen direkt an das Robert-Koch-Institut in Berlin wenden; schließlich säßen dort die Fachleute für Impfaktionen u.ä. Liebenswerterweise wurden sogar alle Angaben, die ich brauchte, für mich herausgesucht: Robert-Koch-Institut in 12253 Berlin, Nordufer 20 (Tel. 018887/540) – was ja wohl beweist, daß es weder an Zeit noch an Hilfsbereitschaft fehlte. Den Gesundheitsämtern liegen ganz einfach keine Informationen zu diesem Fragenkomplex vor. Das allein halte ich schon für einen mittelprächtigen Skandal.

Dafür wurde mein Telefonat mit dem Robert-Koch-Institut um so ergiebiger. Dessen Impfabteilung lieferte mir eine Fülle hochinteressanter Details:

Nach den Polio-Epidemien der 50er Jahre seien 1960 in der DDR und 1962 in der BRD diese Polio-Schluckimpfungen für Kinder und Jugendliche eingeführt worden. In der DDR sei ein Impfstoff verwendet worden, der gegen alle drei Polio-Typen gleichzeitig wirkte, während man in der BRD Einzelimpfungen gegen die drei Polio-Typen vorgenommen hätte. Erwachsene wären nicht gezielt in diese Serienimpfungen mit einbeziehen worden, da sie meist schon ausreichende Immunität gegen die Polio-Viren entwickelt hätten.

(Leider habe ich versäumt zu fragen, ob das nicht voraussetzt, daß sie alle schon mit Polio-Viren in Kontakt gekommen waren.?! Oder woher sollte diese Immunität sonst stammen?)

Bis 1998 seien diese Schluckimpfungen durchgeführt worden.

Dabei hätte man als Impfstoff abgeschwächte, **lebendige Polio-Viren** eingesetzt. Das hätte natürlich ein geringes (?M.F.) Infektionsrisiko für alle Kontaktpersonen von Frischgeimpften herbeigeführt. In der ersten Woche nach erfolgter Schluckimpfung sei der Stuhl der Geimpften infektuös gewesen.
(Wirklich nur während der ersten Woche? M.F.).

In der DDR seien diese Schluckimpfungen Pflicht gewesen, in der BRD nicht. Aber aufgrund der überzeugenden Werbung für diese Art von Gesundheitsvorsorge gehe man davon aus, daß man in den Jahren 1962 - 1998 nahezu 100% aller Neugeborenen erfaßt hätte.

1998 hätte man den Impfstoff auf abgetötete Polio-Viren umgestellt, weil sich im Lauf der Jahre herausgestellt hätte, daß sich bei einem Teil der Geimpften 20 - 30 Jahre nach der Impfung die typischen Polio-Symptome gezeigt hätten.

Nicht erst an dieser Stelle bekam ich ganz lange Ohren! Das war ja ungeheuerlich! Davon hatte ich nie zuvor etwas gehört oder gelesen! Dann wäre also meine Polio-Erkrankung von 1993 bei weitem kein Einzelfall gewesen, und all die Symptome, die ich inzwischen genau wie meine Ärzte für Borreliose hielt, könnten folglich doch Spätfolgen der Poli-Schluckimpfungen sein?!
Das mußte ich unbedingt alles ganz genau wissen!

Ich bombardierte meinen Gesprächspartner mit tausend Fragen gleichzeitig:

Wieviel Polio-Fälle gab es in Deutschland vor Einführung der Schluckimpfungen? Wie viele in den Jahren danach? Wie sah der Krankheitsverlauf aus: wie viele behielten bleibende Schäden? Lähmungen oder sonstiges? Wie viele Todesfälle gab es?

Hier mußte mein Informant passen: „Das kann ich ihnen nicht sagen. Das wissen wir nicht. **Es gibt keine Impfstatistik in Deutschland."**

Ich konnte (und kann!) es nicht fassen: da spricht man von Polio-Epidemien in den 50er Jahren, ordnet daraufhin über 38 (DDR) bzw. 36 (alte BRD) Jahre lang Massenimpfungen mit lebendigen Viren an, obwohl man genau weiß, daß dadurch im Umkreis der Geimpften zunächst einmal das **Infektionsrisiko steigt** – und darüber wird nicht Buch geführt, es gibt keinerlei Statistiken oder Erfolgskontrollen???

Ansonsten ist doch in den letzten 50 Jahren jeder Mist statistisch erfaßt und ausgewertet worden – und ausgerechnet bei so einer wichtigen, über Jahrzehnte großangelegten, kostspieligen Aktion soll das zufälligerweise „vergessen" worden sein?

Da drängt sich doch einem regelrecht der Verdacht auf, daß da irgend etwas faul ist. Soll niemand etwas über die „Erfolge" dieser Massenimpfungen in Erfahrung bringen können? Was soll denn da vertuscht werden?

Um einen Vergleichsmaßstab zu haben, rief ich später das Luxemburger Gesundheitsministerium an (Ministère de la Sécurité Sociale, 26, rue Zithe in L–2763 Luxembourg Tel. 478–1)
Natürlich führt man in Luxemburg Impfstatistiken. Auch über Polio-Erkrankungen. Ganz selbstverständlich. Alle vier Jahre werden sie erneuert und aktualisiert.

Na also! Wenn die Luxemburger Impfstatistiken führen können – wieso wurde das dann bei uns nicht auch gemacht? Ich kann mir nicht vorstellen, daß so etwas versehentlich unterbleibt.

Jedenfalls war mir jetzt klar, daß die Behauptung des Gesundheitsamtes Recklinghausen anläßlich meiner Polio-Erkrankung 1993, die Eifel-Gewässer würden Polio-Viren enthalten, zutreffend sein könnte. Nur: das galt doch nicht nur für die Eifel, sondern für alle Gebiete in Deutschland! Überall werden doch die Abwässer der Kläranlagen in Bäche und Flüsse geleitet. Unsere Kläranlagen arbeiten anti-bakteriell – aber gegen Polio-Viren dürften sie machtlos sein.

Stutzig machte mich jedoch die Tatsache, daß ich hier vor Ort noch nie etwas über eine mögliche Verseuchung unserer Gewässer durch Polio-Viren gehört hatte. Jedes Jahr erscheinen in den Amtsblättern unseres Kreises Warnhinweise bezüglich der Gewässerverseuchung. Da ist von Salmonellen und ich weiß nicht, von was sonst noch die Rede. Von Polio-Viren stand meines Wissens nie etwas dabei – auch nicht in den Jahren **vor** 1998.
Hatte man bis 1998 es sicherheitshalber „vergessen", die Wasserproben auf Polio-Viren zu untersuchen oder gab es wirklich keine?

Ein Arzt, mit dem ich über diese Problematik sprach, meinte nur grinsend, da hätte es sich ja wohl doch herumgesprochen, daß viele Kläranlagen in der Eifel zu nah an den Gewässern stehen würden.

Ich fand das gar nicht zum Lachen. Sollte man uns tatsächlich jahrelang eine derartige Gesundheitsgefahr verschwiegen haben?

Können wir davon ausgehen, daß diese Gefahr endgültig gebannt ist, seitdem man ab 1998 nur noch abgetötete Viren als Impfstoff verwendet?

Was war das denn für eine „Schutz"-Impfung, die das Infektionsrisiko erst einmal flächendeckend über ganz Deutschland verteilt?

Wieso hat man lebendige Viren als Impfstoff eingesetzt, obwohl man noch gar nicht wußte, ob sie nicht vielleicht mehr Schaden als Nutzen anrichten würden? Angeblich hat man ja erst im Verlauf dieser Impfaktionen gemerkt, daß Jahrzehnte nach der Schluckimpfung Erwachsene „dank" dieser Impfung an Polio erkrankten!

Das kann doch wohl nur zweierlei bedeuten:
Entweder hat man einen Impfstoff eingesetzt, der noch gar nicht lange genug erprobt worden war. Das wäre absolut verantwortungslos.
Oder man hat dieses Risiko bewußt in Kauf genommen. Was noch erheblich verantwortungsloser wäre.

Mein Entsetzen und meine Verwirrung wurden nur noch größer, nach dem ich weitere Informationen gesammelt hatte:

Dem „Pschyrembel" (S.1219; s. Literaturverzeichnis) entnahm ich, daß gerade so eine Morgenlähmung, wie ich sie 1993 erlebt hatte, typisch für Polio ist. Das spräche also dafür, daß ich damals tatsächlich an Polio erkrankt war. Allerdings braucht man als Sündenbock nicht erst die Eifel-Gewässer zu bemühen: meine Schluckimpfungen vor 30 Jahren reichen als Auslöser völlig aus!

In einem Ratgeber zur „Selbstdiagnose. Das große Handbuch der Gesundheit" entdeckte ich endlich nähere Einzelheiten:

„Polio, eine Virusinfektion, ist heute bei uns dank der Schluckimpfung recht selten geworden. Das Virus befällt das Rückenmark, in einigen Fällen auch Teile des Gehirns. In den **allermeisten Fällen** läuft die Infektion **ohne Symptome** oder nur mit **kurzem Fieber**, Kopfschmerzen, Halsentzündung oder leichten Rückenschmerzen ab.
Lediglich bei 1 bis 5 % der Infizierten sind die Symptome stärker. Hier kann es dann mitunter zu schlaffen Lähmungen, Schluckstörungen, Augenmuskellähmungen oder auch zu Bewußtseinsstörungen (wie bei einer Hirnhautentzündung) oder gar Atemlähmung kommen. Nach Tagen oder Wochen schwinden die Lähmungserscheinungen, **manchmal** aber bleiben sie bestehen.

Bei Kindern ist dann auch das Wachstum der gelähmten Gliedmaßen gestört.
Polio kann – allerdings selten – auch Erwachsene befallen. Mit
einer Schluckimpfung können auch Sie vorbeugen – was besonders vor Reisen in warme Länder ratsam ist." (S. 325)
(Hervorhebungen von M.F.)

Mit andern Worten: für **weniger** als 1 bis 5 % aller Infizierten
(nicht etwa der Gesamtbevölkerung!) hat man fast 40 Jahre lang
diese Massenimpfungen durchgeführt, obwohl von vorneherein
bekannt war, daß bei den meisten Erkrankten keine bleibenden
Schäden zurückblieben? Das ist aber in der Tat eine sehr unge-
wöhnliche Fürsorge für eine derart kleine Minderheit. Und für diese Minderheit nahm man bereitwillig in Kauf, das Massenschluck-
impfungen das Infektionsrisiko für alle Kontaktpersonen erst einmal vergrößerten?

Im Sommer 2003 erschienen in unserer Tageszeitung mehrere
Artikel mit Hinweisen auf die Stiftung „Polio-Plus"des Rotary-
Clubs: „Rotary International, die älteste und größte Service-
Organisation der Welt, gab dazu 1979 den Startschuß: mit einer
flächendeckenden Impfaktion für sechs Millionen Kinder auf den
Philippinen." (Trierischer Volksfreund vom 4.7.03; ebenso z.B. am
11.6.03)
Früher hätte ich über eine solche Meldung einfach hinweggelesen
und mich gefreut, daß „reiche Leute" ab und zu auch einmal etwas Vernünftiges auf die Beine stellen.
Auf dem Hintergrund der soeben beschriebenen Informationen
beschlich mich dezentes Unbehagen: 1979 wurde doch noch mit
diesen „abgeschwächten, lebendigen" Viren geimpft – was übrigens erheblich billiger ist als das neue Impfserum. Da frage ich
mich, welches Serum denn wohl in den Jahren nach 1998 in den
armen Dritte- Welt-Ländern verwendet wurde, nachdem man hier
bei uns auf das neue (hoffentlich) ungefährlichere, aber teurere
Serum umgestellt hatte.
„Die Rotarier haben sich ein Ziel gesetzt: Gemeinsam mit anderen
Organisationen wollen sie bis 2005 die Kinderlähmung ausrotten.

Rotary hat bis heute über 510 Millionen Dollar für die globale Bekämpfung von Polio bereitgestellt. Inzwischen haben 122 Nationen von den Zuwendungen aus dem Polio-Plus-Programm profitiert." (Trierischer Volksfreund vom 11.6.03)

Das ist in der Tat ein erstaunlicher Einsatz für ein „Minderheiten-Problem"(s.o.).
Zunächst einmal sind das 510 Millionen Dollar für die Pharma-Industrie.
Ich hoffe sehr, daß in all diesen 122 Nationen Impfstatistiken geführt werden...

Wer sich mit der Symptomatik der Borreliose auskennt, wird mir zustimmen: es bestehen frappierende Parallelen zwischen den Polio-und Borreliose-Symptomen. Daher wiederhole ich meine Frage:

Wäre es denkbar, daß unzählige „Borreliose-Fälle" in Wirklichkeit Spätfolgen der Schluckimpfungen und an Polio erkrankt sind?

Oder könnte es sein, daß die zwar abgeschwächten, aber immerhin lebendigen Polio-Viren dem Organismus so viel Kraft und Energie abziehen, daß eines Tages das Immunsystem zusammenbricht und allen möglichen Krankheitserregern wie Borreliose-Bakterien, Epstein-Barr-Viren u.s.w. dann Tür und Tor offenstehen? Krankheitserregern, mit denen der Körper ohne die Dauerbelastung durch die Polio-Viren alleine fertig geworden wäre?

Daß diese Schluckimpfungen tatsächlich eine Dauerbelastung darstellten, schließe ich aus der Tatsache, daß offenbar genügend Erkrankungen 20 bis 30 Jahre **nach erfolgten Schluckimpfungen** auftraten, um zur Abschaffung dieser makabren Art von „Gesundheitsvorsorge" zu führen. In diesen Fällen müssen doch die Betroffenen jahrzehntelang mit dem Erreger halbwegs fertig geworden sein – bis dann eines Tages ihr Organismus damit überfordert war und die Krankheit zum Ausbruch kam.

Meine Theorie – derzeit ist es ja wirklich erst einmal nur meine Vermutung – , daß diese Polio-Schluckimpfungen möglicherweise den Boden bereitet haben für eine ganze Reihe „neumodischer" Krankheiten, würde auch eine plausible Erklärung für eine weitere Beobachtung liefern:

Mir fiel auf, daß die überwiegende Mehrzahl von Menschen, die schwer und anhaltend an diesen „neuartigen" Krankheiten litten, aus meiner Generation der etwa 50-Jährigen stammt.
Normalerweise würde man erwarten, daß die Anzahl an schweren und chronischen Erkrankungen mit dem Alter zunimmt. Dann müßten die über 70-Jährigen die Mehrzahl der chronischen Fälle stellen. Das ist jedoch nicht der Fall.

Nun kann man dagegen einwenden, daß sich halt das „Mittelalter" eher in Zeitschriften, Büchern und dem Internet zu Wort meldet als unsere Senioren. Deshalb dürfe man nicht von der Anzahl derer ausgehen, die sich öffentlich zu Wort melden.
Außerdem neigen Ärzte ohnehin dazu, bei älteren Menschen alle möglichen Beschwerden schlichtweg auf „das Alter" zurückzuführen und fühlen sich erst gar nicht bemüßigt, nach den tatsächlichen Ursachen zu forschen.

Auch die Tatsache, daß alle chronisch Betroffenen, die ich persönlich kenne, ca. 40 bis 60 Jahre alt sind, darf ich nicht als repräsentativ ansehen. Das ist mir durchaus klar.

Deswegen betone ich es nochmals: ich kann mich ganz subjektiv des Eindruckes nicht erwehren, daß derzeit die Nachkriegsgeneration der 40 bis 60–Jährigen die Bevölkerungsgruppe darstellt, die momentan am härtesten von einer Vielzahl „neuer" Krankheiten betroffen ist und viele dadurch vorzeitig aus dem Berufs- und Arbeitsleben ausscheiden mußten.

Wenn man mit einkalkuliert, daß einer vorzeitigen Berentung bzw. Frühpensionierung in der Regel eine ca.10jährige Krankengeschichte vorausgeht, dann ist das exakt die Altersgruppe, bei der die Schluckimpfungen 20 bis 30 Jahre zurücklagen, als ihr Leiden begann.

Damit will ich nicht behauptet haben, daß jene Schluckimpfungen die **alleinige** Ursache für so viele „neumodische" Krankheiten seien. Selbstverständlich spielen sämtliche Aspekte von Fehlernährung, Umweltgiften, Strahlenbelastung und Nebenwirkungen von Medikamenten auch eine wichtige Rolle. Aber darüber ist schon so viel geschrieben worden, daß ich das hier als bekannt voraussetzen kann.

Ich weiß, daß ich nicht die Möglichkeit habe, meine Vermutung über den Zusammenhang zwischen Polio-Schluckimpfungen und „Borreliose"-Symptomen statistisch zu belegen. Derzeit kann ich nur meine eigenen Laborberichte vorlegen (s. Anhang zu diesem Kapitel), um meine Vermutung zu untermauern.

Ich hege die Hoffnung, daß sich dadurch vielleicht doch einige Ärzte veranlaßt sehen könnten, diese Zusammenhänge bei ihren Patienten zu überprüfen bzw. daß viele möglicherweise selber Betroffene ihrerseits derartige Tests veranlassen. Nur so könnte die Frage geklärt werden, ob es sich bei mir um ein „zufälliges" und nichtssagendes Zusammentreffen von überhöhten Polio- und Borreliose-Werten handelt – oder ob dies ein typisches und zwangsläufiges Phänomen darstellt bei Personen, die vor 1998 diese Schluckimpfungen erhielten.

Offen gestanden erwarte ich hierbei von Ärzten die wenigste Unterstützung. Die Erfahrung, daß selbst engagierte Mediziner bislang keinerlei Verwunderung über die merkwürdig hohen Polio-Werte bei mir zeigten und mir alle versicherten, diese Werte seien absolut nichtssagend, hat in mir den Verdacht geweckt, daß die Ärzte in der Tat dahingehend informiert worden sind, daß es völlig normal sei, wenn bei vielen der vor 1998 Geimpften später die Polio-Werte sehr hoch ausfallen.

Eine derartige Fehlinformation wäre der sicherste Weg, um zu verhindern, daß das tatsächliche Ausmaß der Schluckimpfungs-Nachfolgeschäden in der Öffentlichkeit bekannt wird.

Der Abschluß meines Telefonates mit der Impfabteilung des Robert-Koch-Institutes hat mich in dieser Annahme nur bestärken können.
Ich habe meinem Gesprächspartner von meiner persönlichen Betroffenheit erzählt und berichtet, daß ich nicht verstehen könnte, wieso Hausarzt und Gesundheitsamt 1993 auf weit niedrigere Werte mit Alarmstimmung reagierten, während jetzt seit Jahren immer wieder auftretende viel höhere Werte niemanden beunruhigen würden.

Mein Gesprächspartner meinte, vielleicht sei ja wirklich 1993 eine geringfügige Erhöhung überbewertet worden. Ernsthafte Besorgnis sei erst bei Werten über 1:200 angebracht.

Als ich erwiderte, daß ich Werte von 1:512 „anzubieten" hätte (Laborbericht vom 30.6.99) und damals sei bei mir eine Atemlähmung aufgetreten, was ja wohl eher ins Bild einer Polio-Erkrankung als zu einer Borreliose passen würde, war schlagartig die gemütliche Feiertags-Stimmung vorbei.
Mein Gesprächspartner murmelte nur noch, dann sei da sicherlich doch irgend etwas schiefgelaufen und beendete schleunigst unser Telefonat.

Auf Grund dieser Erfahrungen und Informationen halte ich bis zum Beweis des Gegenteils an meinem Verdacht fest, daß wir die Tatsache, „in einer Welt von chronischer Müdigkeit" zu leben (Werbespruch einer Gesundheitszeitschrift), möglicherweise nicht zuletzt den Polio-Schluckimpfungen und erst sekundär diesen zahlreichen neuartigen Krankheitserregern „verdanken".

Da es sich hierbei vorerst nur um meine persönliche Überzeugung handelt, wollte ich diese Theorie jedoch nicht zur Grundlage oder Ausgangsbasis für dieses Buch machen. Daher habe ich mich im Folgenden um eine konventionelle Beschreibung der Borreliose bemüht ohne Berücksichtigung meiner bislang ja noch unbewiesenen Vermutungen über einen möglichen Zusammenhang zwischen den Polio-Schluckimpfungen und der Zunahme zahlreicher neuer Krankheiten.

Dr. med. Bernd Schottdorf und andere, 86154 Augsburg, August-Wessels-Strasse 5

Patient: FALKENRATH MONIKA
Geb.-Dat.:   Frau

T046310 / KOCS   Ausg.-D.: 16.07.93/18.43 Seite: 1   Labor-Nr.: 12.07.93   4855

GOAE-Nr.	Untersuchung	Wert	Dimension	Richtwert	Graphik

4420M *Polio Viren KBR 1:40*   *Grenztiter*   *1:10*

Dr. med. Bernd Schottdorf und andere, 86154 Augsburg, August-Wessels-Strasse 5

Patient: FALKENRATH
Geb.-Dat.:   Frau

T046310 / KOCS   Ausg.-D.: 29.06.93/18.51 Seite: 1   Labor-Nr.: 23.06.93   5279

GOAE-Nr.	Untersuchung	Wert	Dimension	Richtwert	Graphik

4420M POLIO VIREN KBR   1:   20   GRENZTITER 1 : 10
          IMPFUNG? KONTROLLE EMPFOHLEN.

Dr. med. Bernd Schottdorf und andere, 86154 Augsburg, August-Wessels-Strasse 5

Patient: FALZENRATH M
Geb.-Dat.:   Frau

T046310 / KOCS   Ausg.-D.: 23.09.93/19.00 Seite: 1   Labor-Nr.: 22.09.93   2429

GOAE-Nr.	Untersuchung	Wert	Dimension	Richtwert	Graphik

4420M POLIO VIREN KBR   1:   30   GRENZTITER 1 : 10
          IMPFUNG? KONTROLLE EMPFOHLEN.

Abb. 1

Dr. med. Bernd Schottdorf und andere, 86154 Augsburg, August-Wessels-Strasse 5

| T051606 / EHEI | Ausg.-0.: 30.05.94/18.08 Seite: 1 | Labor-Nr.: 24.05.94 | 2211 |

ENDBEFUND

| Untersuchung | Wert | Dimension | Richtwert | Graphik |

```
          LYME (BORRELIA)EIA
          LYME IG-G EIA        NEGATIV
          LYME IG-M EIA        NEGATIV
                  SEROLOGISCH KEIN ANHALT FUER EINE
                  AKUTINFEKTION.
          BRUCELLOSE
          BRUCELLOSE IGG EIA    NEGATIV
          BRUCELLOSE IGM EIA    NEGATIV
                  SEROLOGISCH KEIN ANHALT FUER EINE
                  AKUTINFEKTION.
          POLIO VIREN KBR        1:    40          GRENZTITER 1 : 10
                  IMPFUNG? KONTROLLE EMPFOHLEN.
          TOXOPLASM. IGG EIA    NEGATIV
          TOXOPLASM. IGM EIA    NEGATIV
                  KEINE IMMUNITAET VORHANDEN.
          KERN AK-IFT (ANA)     NEGATIV           GRENZTITER 1 : 40
          ZYTOMEGALIE EIA
          ZYTOMEGAL.IG-G EIA    NEGATIV
          ZYTOMEGAL.IG-M EIA    NEGATIV
```

Dr. med. Bernd Schottdorf und andere, 86154 Augsburg, August-Wessels-Strasse 5

Dr. med.		06550/343	Patient: FIEDLER MONIKA
Ess	Heinz		
Hauptstr. 20	54689 Daleiden		Geb.-Dat.: 17.01.48 Frau

| T051606 / EHEI | Ausg.-0.: 30.05.94/18.08 Seite: 2 | Labor-Nr.: 24.05.94 | 2211 |

ENDBEFUND

| Untersuchung | Wert | Dimension | Richtwert | Graphik |

```
                  SEROLOGISCH KEIN ANHALT FUER EINE
                  AKUTINFEKTION.
          DS - DNS AK RIA      <   2.5  U/ML      BIS 7
          IG-E RIA GESAMT         61.0  U/ML      BIS 100
```

Abb. 2

Gemeinschaftspraxis für Labormedizin und Mikrobiologie
DR. MED. HELMUT PORTHEINE · DR. MED. KARL-FRIEDRICH SCHMITT
DR. MED. DIPL.-CHEM. RÜDIGER WALSCHEID · AXEL TROY · DR. MED. MARTIN KIRSCH · DR. MED. THOMAS MERTES
Staat. zugelassen für mikrobiol. und serolog. Untersuchungen
Viktoriastraße 39 · 56065 Koblenz · Telefon 02 61 / 304 06-0 · Fax 3 04 06-50

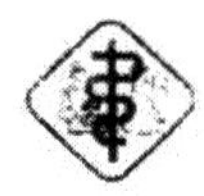

Untersuchungsbericht

		END-BEFUND	Kasse:	
Name:	**Falkenrath, Monika**	geb. 17.01.48	Eingangs-Nr.:	10.06.99/5290
Material:	**Vollblut**	Geschlecht: W	Ausgangsdatum:	14.06.99
		RESULTAT:	Normbereich:	

BORRELIEN-SEROLOGIE

B. BURGD.-AK IGG (EIA)	<3.0	u/ml	negativ: <3 grenzw.:3-5 positiv: >5
B. BURGD.IGM-AK (EIA)	<3.0	u/ml	negativ: <3 grenzw.:3-5 positiv: >5
B. BURGD.-IGG-AK (IFT)	negativ		negativ <1:100
B. BURGD.-IGM-AK (IFT)	negativ		negativ <1:10

Zt. serologisch kein Hinweis auf eine Infektion mit B. burgdorferi.

Da im Frühstadium einer Erkrankung jedoch häufig noch keine Antikörper nachweisbar sind, muß die Entscheidung für eine notwendige Behandlung aufgrund von Anamnese und klinischem Befund getroffen werden. Erneute Antikörperbestimmungen sollten ggf. in etwa 2-wöchigen Abständen erfolgen.
Ein fehlender Nachweis von Antikörpern schließt bei eindeutiger Anamnese (Zeckenstich) eine Borreliose nicht aus, insbesondere wenn eine frühzeitige antibiotische Therapie eingeleitet wurde.

Freigegeben durch : Dr. Mertes

Abb. 3

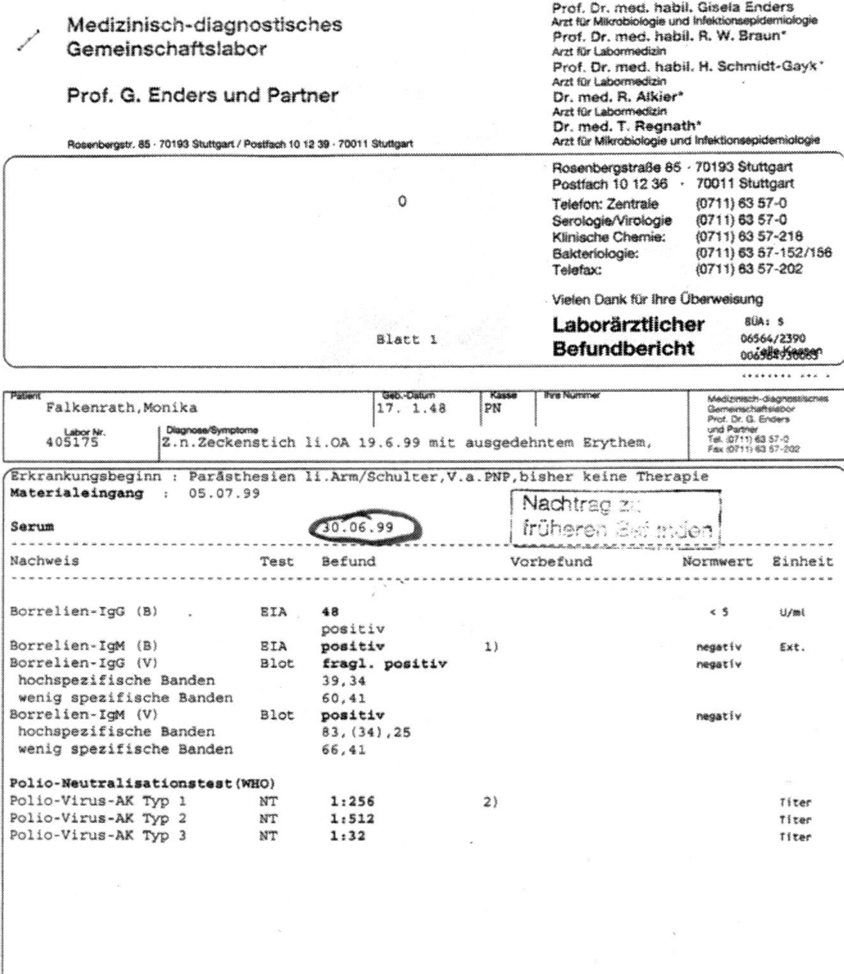

Medizinisch-diagnostisches
Gemeinschaftslabor

Prof. G. Enders und Partner

Rosenbergstr. 85 · 70193 Stuttgart / Postfach 10 12 39 · 70011 Stuttgart

Prof. Dr. med. habil. Gisela Enders
Arzt für Mikrobiologie und Infektionsepidemiologie
Prof. Dr. med. habil. R. W. Braun*
Arzt für Labormedizin
Prof. Dr. med. habil. H. Schmidt-Gayk*
Arzt für Labormedizin
Dr. med. R. Aikier*
Arzt für Labormedizin
Dr. med. T. Regnath*
Arzt für Mikrobiologie und Infektionsepidemiologie

Rosenbergstraße 85 · 70193 Stuttgart
Postfach 10 12 36 · 70011 Stuttgart
Telefon: Zentrale   (0711) 63 57-0
Serologie/Virologie   (0711) 63 57-0
Klinische Chemie: (0711) 63 57-218
Bakteriologie: (0711) 63 57-152/156
Telefax: (0711) 63 57-202

Vielen Dank für Ihre Überweisung

Laborärztlicher
Befundbericht

0

Blatt 1

Patient	Geb.-Datum	Kasse	Ihre Nummer
Falkenrath,Monika	17. 1.48	PN	

Labor Nr. 405175

Diagnose/Symptome: Z.n.Zeckenstich li.OA 19.6.99 mit ausgedehntem Erythem,

Erkrankungsbeginn : Parästhesien li.Arm/Schulter,V.a.PNP,bisher keine Therapie
Materialeingang : 05.07.99

Serum   30.06.99

Nachtrag zu früheren Befunden

Nachweis	Test	Befund	Vorbefund	Normwert	Einheit
Borrelien-IgG (B) .	EIA	**48** positiv		< 5	U/ml
Borrelien-IgM (B)	EIA	**positiv**	1)	negativ	Ext.
Borrelien-IgG (V)	Blot	**fragl. positiv**		negativ	
hochspezifische Banden		39,34			
wenig spezifische Banden		60,41			
Borrelien-IgM (V)	Blot	**positiv**		negativ	
hochspezifische Banden		83,(34),25			
wenig spezifische Banden		66,41			
Polio-Neutralisationstest(WHO)					
Polio-Virus-AK Typ 1	NT	**1:256**	2)		Titer
Polio-Virus-AK Typ 2	NT	**1:512**			Titer
Polio-Virus-AK Typ 3	NT	**1:32**			Titer

Fortsetzung auf Blatt 2

Abb. 4a

Medizinisch-diagnostisches
Gemeinschaftslabor

Prof. G. Enders und Partner

Rosenbergstr. 85 · 70193 Stuttgart / Postfach 10 12 39 · 70011 Stuttgart

Prof. Dr. med. habil. Gisela Enders
Arzt für Mikrobiologie und Infektionsepidemiologie
Prof. Dr. med. habil. R. W. Eraun*
Arzt für Labormedizin
Prof. Dr. med. habil. H. Schmidt-Gayk*
Arzt für Labormedizin
Dr. med. R. Alkier*
Arzt für Labormedizin
Dr. med. T. Regnath*
Arzt für Mikrobiologie und Infektionsepidemiologie

Rosenbergstraße 85 · 70193 Stuttgart
Postfach 10 12 36 · 70011 Stuttgart
Telefon: Zentrale   (0711) 63 57-0
Serologie/Virologie   (0711) 63 57-0
Klinische Chemie: (0711) 63 57-218
Bakteriologie: (0711) 63 57-152/156
Telefax: (0711) 63 57-202

Vielen Dank für Ihre Überweisung

Laborärztlicher
Befundbericht   *alle Kassen

0

Blatt 2

| Patient | Falkenrath,Monika | | Geb.-Datum 17. 1.48 | Kasse PN | Ihre Nummer | Medizinisch-diagnostisches Gemeinschaftslabor Prof. Dr. G. Enders und Partner Tel. (071 🕾 63 57-0 Fax (071 🕾 63 57-202 |
| Labor Nr. 405175 | Diagnose/Symptome Z.n.Zeckenstich li.OA 19.6.99 mit ausgedehntem Erythem, | | | | | |

Interpretation :

1) Verdacht auf akute Infektion mit Borrelia burgdorferi.
    Zur Titerkontrolle bitte weitere Blutprobe in 3 Wochen einsenden.
    Bitte angeben, wie Sie therapieren. Vielen Dank.
2) Poliovirus-Antikörper für alle 3 Typen nachweisbar. Der Schutzgrenzwert
    liegt bei 1:8.

                    Endbefund vom : 12.07.1999

Abb. 4b

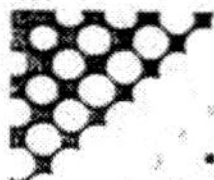

Arztliches Labor Trier

Laboratoriumsmedizin, Mikrobiologie und Hygiene

Gemeinschaftspraxis
Dr. med. Dipl. Biol. E. Kühnen
Facharzt für Mikrobiologie und Infektionsepidemiologie
Dr. rer. nat. Dipl. Chem. R. Littbarski
Facharzt für Laboratoriumsmedizin

Kaiserstraße 1-2 · 54290 Trier
Tel. 0651/9771-3 · Fax 0651/9771-565

Materialannahme	Bereitschaftsdienst
Mo.-Fr. 08-19 Uhr	Mobilfunk
Sa.+So. 09-12 Uhr	0171/342 40 66

```
Patient        : Falkenrath,Monika
Strasse        : Dorfstr.33
Wohnort        : 54673 Falkenauel
Geb.Datum      : 17.01.48
Aufnahme Nr. 50281358
Kasse          : PN
Seite          : 1
Abnahmedatum   : 03.11.00
Eingangsdatum  : 03.11.00
Auftrag-Nr.:     1259036
```

Untersuchung	Ergebnis		Einheit	Ref.bereich
Borrelien-Serologie				
Serum-Borrelien IgG	25.00			< 3.00
Serum-Borrelien IgM	positiv	1)		negativ
Borrelienblot IgG				
Borrelien Gesamt-AG IgG	negativ			negativ
Borrelien HMW-IgG (83)	negativ			negativ
Borrelien Flagel. IgG (41)	positiv			negativ
Borrelien p39-IgG	negativ			negativ
Borrelien OspB-IgG-(34)	negativ			negativ
Borrelien OspA-IgG (31)	negativ			negativ
Borrelien p IgG 30	negativ			negativ
Borrelien OspD-IgG (28-29)	negativ			negativ
Borrelien OspC-IgG (p21.25)	negativ			negativ
Borrelien p IgG 18	negativ			negativ
Borrelienblot IgM				
Borrelien Gesamt-AG IgM	positiv			negativ
Borrelien HMW-IgM (83)	negativ			negativ
Borrelien Flagel. IgM (41)	positiv			negativ
Borrelien p39-IgM	positiv			negativ
Borrelien OspB IgM (34)	positiv			negativ
Borrelien OspA-IgM (31)	positiv			negativ
Borrelien p IgM (30)	positiv			negativ
Borrelien OspD-IgM (28.29)	negativ			negativ
Borrelien OspC-IgM (o21.25)	positiv			negativ
Borrelien p-IgM (18)	negativ			negativ
Polio (Typ 1-3) Antikörper				
Polio 1 neutralis-Antikörper	1:32	2)		< 1:4
Polio 2 neutralis-Antikörper	1:56			< 1:4
Polio 3 neutralis-Antikörper	1:8			< 1:4

Interpretation :

1) Akute Borreliose wahrscheinlich mit deutlicher ausgeprägter
   Aktivität typischer hochspezifischer Banden im Blot.
   Therapieindikation aufgrund der Anamnese, des klinischen
   Bildes und des Verlaufs.
   Bei bestehendem klinischen Verdacht ggf. Verlaufskontrolle in

Fortsetzung auf Blatt 2

Abb. 5a

44

Ärztliches Labor Trier

Laboratoriumsmedizin, Mikrobiologie und Hygiene

Gemeinschaftspraxis
Dr. med. Dipl. Biol. E. Kühnen
Facharzt für Mikrobiologie und Infektionsepidemiologie
Dr. rer. nat. Dipl. Chem. R. Littbarski
Facharzt für Laboratoriumsmedizin

Kaiserstraße 1-2 · 54290 Trier
Tel. 06 51 / 97 71-3 · Fax 0651 / 97 71-565

Materialannahme   Bereitschaftsdienst
Mo.-Fr. 08-19 Uhr   Mobilfunk
Sa.+So. 09-12 Uhr   0171/342 4066

SEITE 2

```
Patient    : Falkenrath,Monika        Abnahmedatum  : 03.11.00
Geb.Datum  : 17.01.48                 Eingangsdatum : 03.11.00
Aufnahme Nr. 50281358
Auftrag-Nr.: 1259036                  Einsender     : SAYAR
```

Untersuchung   Ergebnis   Einheit   Ref.bereich
---

frühestens 3 bis 4 Wochen (vorher ist eine Veränderung im Western-Blot
selten zu erwarten)

2) Antikörper gegen alle 3 Typen in ausreichender Titerhöhe
   nachweisbar.

Endbefund vom : 10.11.2000

gez. Dr. R. Littbarski

Abb. 5b

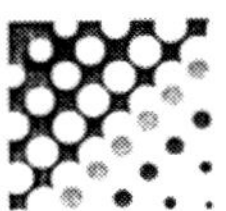

Ärztliches Labor Trier

Laboratoriumsmedizin, Mikrobiologie und Hygiene

Gemeinschaftspraxis
Dr. med. Dipl. Biol. E. Kühnen
Facharzt für Mikrobiologie und Infektionsepidemiologie
Dr. rer. nat. Dipl. Chem. R. Littbarski
Facharzt für Laboratoriumsmedizin

Kaiserstraße 1-2 · 54290 Trier
Tel. 06 51 / 97 71-3 · Fax 06 51 / 97 71-565

Materialannahme   Bereitschaftsdienst
Mo.-Fr. 08-19 Uhr   Mobilfunk
Sa. + So. 09-12 Uhr   0171/342 40 66

```
Patient      : Falkenrath,Monika
Strasse      : Dorfstr. 33
Wohnort      : 54673 Falkenauel
Geb.Datum    : 17.01.48
Aufnahme Nr. 50288188
Kasse        : PN
Seite        : 1
Abnahmedatum  : 13.12.00
Eingangsdatum : 13.12.00
Auftrag-Nr.:  1014834
```

Untersuchung	Ergebnis		Einheit	Ref.bereich
FSME IgG-Antikörper (ELISA)	<7	1)	U/ml	< 80
FSME IgM-Antikörper (ELISA)	negativ			
Polio (Typ 1-3) Antikörper				< 1:4
Polio 1 neutralis-Antikörper	1:32			< 1:4
Polio 2 neutralis-Antikörper	1:64			< 1:4
Polio 3 neutralis-Antikörper	1:8	2)		

Interpretation :

1) Zur Zeit keine signifikanten Titer nachweisbar.
    Bei weiterbestehendem V.a. frische Infektion Kontrolle in
    2-3 Wochen empfohlen.
    Bei Z.n. Impfung: Keine sichere Immunität
2) Immunität vorhanden

Endbefund vom : 19.12.2000

gez. Dr. E. Kühnen

Abb. 6

Ärztliche Labor Trier   Kaiserstrasse 1-2   Bereitschaftsdienst
Dr. E. Kühnen /Dr. R. Littbarski   54290 Trier   Mobilfunk
                             Tel.0651/9771-3   0171/3424066
                             Fax.0651/9771550

```
                        15        Patient      : Falkenrath,Monika
                                  Strasse      : Dorfstr. 33
                                  Wohnort      : 54673 Falkenauel
                                  Geb.Datum    : 17.01.48
                                  Aufnahme Nr. 50268188
                                  Kasse        : PN
                                  Seite        : 1
                                  Abnahmedatum  : 28.11.00
                                  Eingangsdatum : 28.11.00
                                  Auftrag-Nr.:   1283815
```

Untersuchung	Ergebnis	Einheit	Ref.bereich
Borrelien-Serologie			
* Serum-Borrelien IgG	23.00		< 3.00
Serum-Borrelien IgM	positiv	1)	negativ
Borrelienblot IgG			
Borrelien Gesamt-AG IgG	negativ		negativ
Borrelien HMW-IgG (83)	negativ		negativ
Borrelien Flagel. IgG (41)	positiv		negativ
Borrelien p39-IgG	negativ		negativ
Borrelien OspB-IgG-(34)	negativ		negativ
Borrelien OspA-IgG (31)	negativ		negativ
Borrelien p IgG 30	negativ		negativ
Borrelien OspD-IgG (28-29)	negativ		negativ
Borrelien OspC-IgG (p21.25)	negativ		negativ
Borrelien p IgG 18	negativ		negativ
Borrelienblot IgM			
Borrelien Gesamt-AG IgM	positiv		negativ
Borrelien HMW-IgM (83)	positiv		negativ
Borrelien Flagel. IgM (41)	positiv		negativ
Borrelien p39-IgM	positiv		negativ
Borrelien OspB IgM (34)	positiv		negativ
Borrelien OspA-IgM (31)	positiv		negativ
Borrelien p IgM (30)	positiv		negativ
Borrelien OspD-IgM (28.29)	negativ		negativ
Borrelien OspC-IgM (p21.25)	positiv		negativ
Borrelien p-IgM (18)	negativ		negativ
TPA (CLIA)	20	U/l	< 75
Helicobacter IgG (ELISA)	15	U/ml	< 10
Helicobacter IgA (ELISA)	<10		negativ

Interpretation :

1) Siehe Vorbefund vom 03.11.2000 Dr. Sayer
   Akute oder kürzlich abgelaufene Borreliose mit praktisch
   unverändertem Befund. Cave: Trotz effizienter Therapie und
   indessen gebesserte Klinik kann das IgM lange erhalten
   Therapieindikation daher in Abhängigkeit von aktuellen
   klinischen Bild.

Fortsetzung auf Blatt 2

Abb. 7

```
                        L A B O R G E M E I N S C H A F T

                                               Patient:     0036260001


                                               Geb.-Dat:              Frau
T51308   /EHEI   3626  Ausg.-D.: 07.05.02/21:50  Seite:   1  Labor-Nr   07.05.2002 15270   bo
```

ENDBEFUND

GOÄ-Nr	Untersuchung	Messwert	Dimension	Richtwert	Grafik
	Eingesandtes Material: Vollblut				
3550	Grosses Blutbild				
	Leukozyten	5.8	Tsd/µl	4.0 - 9.4	
	Erythrozyten	4.12	Mio/µl	4.2 - 5.4	
	Haemoglobin	13.1	g/dl	12 - 16	
	Haematokrit	40	%	36 - 46	
	MCV (mittl. Ery.Vol)	96	fl	78 - 98	
	MCH (HbE)	32	pg	26 - 32	
	MCHC (mittl.Hb-Konz)	33	g/dl	32 - 36	
	Thrombozyten	306	Tsd/µl	150 - 440	
3551	Differentialblutbild				
	Neutrophile	41.7	%	50 - 70	
	Lymphozyten	42.1	%	25 - 40	
	Monozyten	10.5	%	2 - 13	
	Eosinophile	5.2	%	bis 7	
	Basophile	0.5	%	bis 4	
	Sonstige	0.0	%	bis 3	
3585H1	Kreatinin	0.82	mg/dl	bis 1.2	
3583H1	Harnsaeure	3.1	mg/dl	bis 5.7	
3587H1	Alk. Phosphatase	114	U/l	bis 160	
3589H1	Cholinesterase	6.6	kU/l	16 bis 39 Jahre, nicht schwanger, keine hormonellen Kontrazeptiva: 2.8 - 7.4 kU/l 18 bis 40 Jahre, schwanger bzw. orale Kontrazeptiva: 2.4 - 6.0 kU/l ueber 40 Jahre: 3.5 - 8.5 kU/l	
3592H1	Gamma-GT	9	U/l	bis 18	
3594H1	GOT	8	U/l	bis 15	
3595H1	GPT	6	U/l	bis 22	
3597H1	LDH	185	U/l	120 - 240	
3574	Elektrophorese				
	siehe Elphogramm				
	Albumin	66.6	%	58.0 - 70.0	
	Alpha1-Globulin	3.6	%	1.5 - 4.0	
	Alpha2-Globulin	7.8	%	5.0 - 10.5	
	Beta-Globulin	10.2	%	7.0 - 13.0	
	Gamma-Globulin	11.8	%	10.0 - 19.0	
3573H1	Gesamt-Eiweiss	6.72	g/dl	6.20 - 8.50	

Abb. 8

Dr.med.Bernd Schottdorf und andere, 86154 Augsburg, August-Wessels-Strasse 5
Gemeinschaftspraxis   Tel.: 0821/4201-0

Patient: FALKENRATH
            MONIKA

Geb.-Dat: 17.01.1948 Frau

T51308 /EHEI   3626 Ausg.-D.: 23.05.02/18:16 Seite: 1 Labor-Nr: 08.05.2002 11801 au

ENDBEFUND (FREMDANF)
        Untersuchung   Messwert Dimension Richtwert   Grafik
Eingesandtes Material: Vollblut
Abnahme am 06.05.2002
        LAP   16.6   U/l   11 - 35
        TSH basal EIA   0.70   µIU/ml   0.35 - 4.5
        T3 (Trijodthyr.) EIA   1.49   ng/ml   0.7 - 2.1
        T4 (Thyroxin) EIA   7.32   µg/dl   5 - 13
        TSH-Rezeptor Ak RIA   < 0.9   U/l   bis 1
                                negativ
        TAK (Thyreogl.Ak)RIA   < 20   U/ml   bis 60
        Anti-TPO   < 30   U/ml   bis 60
        CA 15-3 EIA   17.4   U/ml   bis 38
        CEA EIA   2.2   ng/ml   bis 4
        Rheumafaktor qual.   negativ
        RF-IgM quantitativ   9.2   IU/ml   bis 15
        Borrelia b.(Lyme) Ak
        Borrelia b. IgG EIA   16   U/ml   Grenzbereich: 6-20
                                Grenzwert
        Borrelia b. IgM EIA   15   U/ml   Grenzbereich: 8-12
                                positiv
        Borrelia b. IgG Blot   Grenzwert
        Nachweisbare Banden:
        p41(Flagellin)
        Borrelia b. IgM Blot   Grenzwert
        Nachweisbare Banden:
        p25(OspC)
        Borrelien Interpret.
                Wir bitten um Kontrolleinsendung in
                ca 2 Wochen zum Ausschluss oder
                zur Bestaetigung einer Akutinfektion
                (Bitte Angabe der Labor-Nr. dieses
                Befundes!)
        Polioviren Ak NT
        Poliovirus Ak Typ 1   1:128   Grenztiter 1 : 8
        Poliovirus Antikoerper fuer alle 3 Typen nachweisbar. Der
        Schutzgrenzwert liegt bei 1:8. Titerschwankungen +/- 1
        Titerstufe liegen im Normbereich.
        Poliovirus Ak Typ 2   1:256   Grenztiter 1 : 8
        Poliovirus Ak Typ 3   1:64   Grenztiter 1 : 8

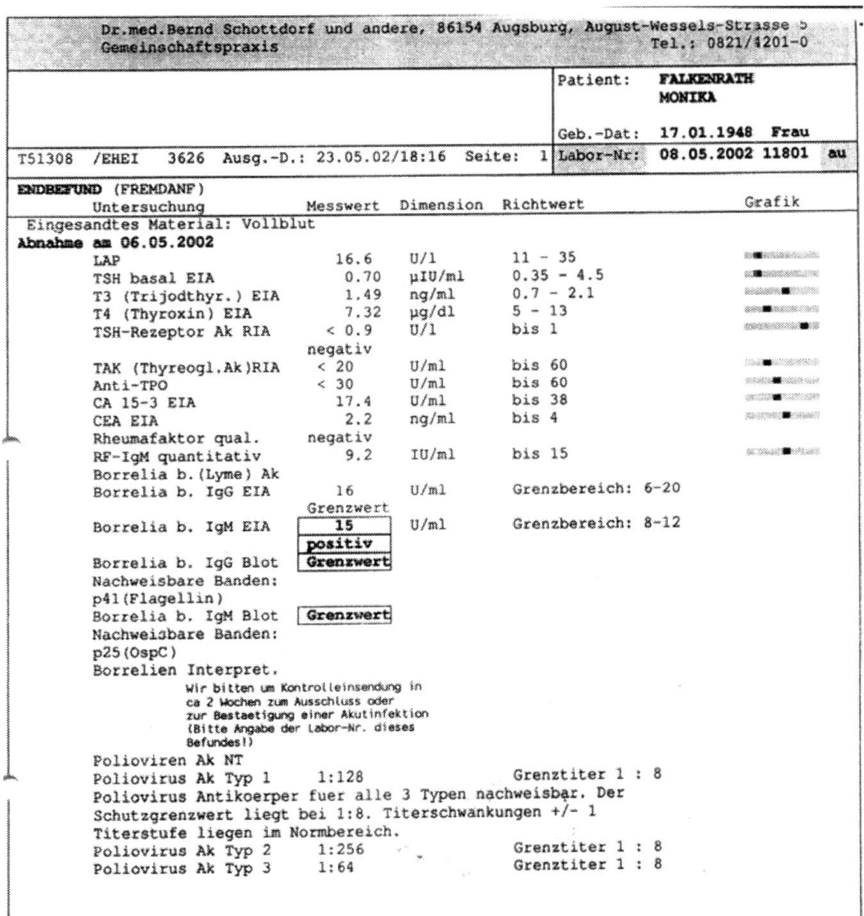

Abb. 9

49

Labor Enders

Prof. Gisela Enders und Partner
Partnerschaftsgesellschaft

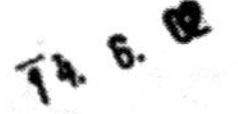

Stuttgart
Prof. Dr. med. habil. Gisela Enders
Dr. med. T. Regnath*
Ärzte für Mikrobiologie und Infektionsepidemiologie
Dr. med. R. Alkier*
Dr. med. K.-J. Lüthgens*
Dr. med. F. Tewald*
Ärzte für Labormedizin
Esslingen
Prof. Dr. med. habil. R. W. Braun*
Arzt für Labormedizin   *alle Kassen

Labor Prof. G. Enders u. Partner · Rosenbergstr. 85 · 70193 Stuttgart

70011 Stuttgart · Postfach 10 12 36
70193 Stuttgart · Rosenbergstraße 85
Zentrale   (07 11) 63 57-0
Serologie/Virologie   (07 11) 63 57-0
Klinische Chemie   (07 11) 63 57-218
Endokrinologie   (07 11) 63 57-210
Bakteriologie   (07 11) 63 57-152/156
Telefax   (07 11) 63 57-202

73730 Esslingen · Hirschlandstraße 97
Telefon   (07 11) 31 03-32 60
Telefax   (07 11) 31 03-33 44

BÜA: SaF
06564/2390
006564930063

Blatt 1

Laborärztlicher
Befundbericht

Patient	Geb.-Datum	Kasse	IKK Nummer	
Falkenrath,Monika	17. 1.48	PN		Labor Prof. G. Enders und Partner Partnerschaftsgesellschaft
Labor Nr. 468965 — Diagnose/Symptome 1999 Zeckenst.li.OA mit Erythem,Prästhesien li.Arm/				Tel.: (07 11) 63 57-0 Fax.: (07 11) 63 57-202

Schulter,V.a.PNP (1999 keine Therapie)

Materialeingang : 12.06.02   **Endbefund vom** : 13.06.02

Fehlendes Entnahmedatum!
Wir haben deshalb das Datum des Probeneingangs eingesetzt.

Serum   12.06.02

Nachweis	Test	Befund	Vorbefund		Normwert	Einheit
Borrelien-IgG (B)	EIA	**14** positiv	48	30.06.99	< 5	U/ml
Borrelien-IgM (B)	EIA	**positiv**	1) positiv	30.06.99	negativ	Ext.
Borrelien-IgG (V)	Blot	**nicht spezifisch**	fragl. pos.	30.06.99	negativ	
wenig spezifische Banden		66,41	89,38 60,41			
Borrelien-IgM (V)	Blot	**positiv**	positiv	30.06.99	negativ	
hochspezifische Banden		23	83 (30)25			
wenig spezifische Banden		66,60,58,45,41	66,41			

Interpretation :

1) Antikörper gegen Borrelien (weiterhin) nachweisbar.
    Wurde zwischenzeitlich therapiert ? Liegen (noch) Symptome vor ?
    Besteht jetzt erneut Verdacht auf eine borrelienbedingte Infektion ?

Gemeldete OI/II/III-Ausnahmeziffer (Gilt nur für Abrechnung i. R. des EBM):

Abb. 12

50

Beschreibung der Borreliose

Die Borreliose wird von spiralförmigen Bakterien, den Borrelien, verursacht. Sie gedeihen am besten bei einer Temperatur von 36°C. Um ihre Anzahl zu verdoppeln, brauchen sie zwischen 6 und 20 Stunden.

„Vielleicht ist dieses relativ langsame Wachstum ein Grund dafür, daß die Bakterie nur in seltenen Fällen tödlich wirkt. Der menschliche Körper hat mit seiner Immunabwehr Zeit, sich darauf einzustellen. Dafür schwächt sie den Körper enorm.
Man stellte auch fest, daß allein das Überleben weniger Borrelien zu einer chronischen Infektion führen kann."(Helfricht/Krickau, a.a.O.S.50/51)

Den Namen „Borrelia" erhielten diese Spirochäten (= spiralförmige Bakterien) 1907 nach dem Straßburger Bakteriologen Amedée Borrel.

Damals wußte man aber noch nichts von der Borreliose. Vermutlich wäre diese bis auf den heutigen Tag gänzlich unerkannt und unerforscht geblieben, wenn nicht seit 1975 einige Mütter aus der kleinen Ortschaft Lyme in Connecticut/USA – allen voran die „mutige Mutter Polly Murray"(S.15) – die Öffentlichkeit vehement auf merkwürdige Erkrankungen in ihren Familien aufmerksam gemacht hätten. Bei Kindern und Erwachsenen traten massive neurologische und arthritische Probleme, gepaart mit rasenden Kopfschmerzen, Herz-/Kreislaufproblemen und quälenden Nerven- und Gelenkschmerzen auf.

Diesem Ort „Lyme" verdankt die Borreliose ihren Namen „Lyme-Disease"(= Lyme-Krankheit).

Weil 1981 Dr. Willy Burgdorfer den Zusammenhang zwischen Borrelien und dieser „Lyme-Krankheit" entdeckte, werden seit dem 1. Internationalen Lyme-Desease-Symposion in New Haven 1983 diese Bakterien „Borrelia burgdorferi" genannt.

Eigenartigerweise tritt in den USA nur dieser eine burgdorferi-Typ auf, während hier bei uns in Europa inzwischen noch zwei andere Typen entdeckt wurden – was die Behandlung erheblich erschwert (Borrelia afzelii und Borrelia garinii)(a.a.O.S.51).

Leider wird nirgendwo erwähnt, warum das so ist. Bislang habe ich nicht einmal einen Versuch zur Erklärung dieser eigenartigen Tatsache ausfindig machen können. Hat sich noch nie jemand diese Frage gestellt? Ich finde es jedenfalls nicht selbstverständlich, daß sich die Borreliose in Europa noch vielschichtiger und komplizierter zeigt als in den USA.

Da die Borrelien sämtliche Organe befallen können, sprechen die Mediziner von einer **Multiorganerkrankung** bzw. von einer **Multisystemerkrankung**, weil die Borrelien in allen Körpersystemen (Nerven-, Kreislauf-, Lymph-, Immunsystem etc.) ihr Zerstörungswerk vornehmen können (S.56).

Daraus ergibt sich die enorme Bandbreite der verschiedenartigsten Krankheitsbilder der Borreliose. Ich werde in den Kapiteln über die Symptome bzw. die Diagnose-Möglichkeiten ausführlich darauf eingehen. Krickau/Helfricht schreiben dazu:

„Nur wenige Krankheiten weisen eine solche Vielzahl unterschiedlicher Symptome und Inkubationszeiten auf und können uns in so unterschiedlicher Gestalt wie die Borreliose begegnen."(S.56)

Wie wahr! Aber auch hier genügen mir die Fakten nicht: ich würde gern einmal eine Begründung für diese Tatsache hören!

Bislang wurde zumeist die Ansicht vertreten, wie man sie im Borreliose-Magazin Nr. 5 auf S. 13 in einem eindrucksvollen Text von einer Betroffenen nachlesen kann:
Borrelien würden die Myelinschicht der Nervenzellen „anknabbern", so daß die Nerven „blank" liegen.

Neuerdings sind jedoch auch ganz andere Theorien im Gespräch. Genauer gesagt: seit der Veröffentlichung von Dr. med. Richie C. Shoemaker MD „Desperation Medicin", Gateway Press Inc. Baltimore 2001.

Shoemaker geht davon aus, daß nicht die Borrelien selber, sondern die von ihnen ausgeschiedenen Abfallprodukte als „Bio"- bzw. „Neurotoxine" (= Nervengifte) die verschiedenen Symptome und Beschwerden hervorrufen. Zwar versuche der Körper, diese Neurotoxine auszuscheiden. Da sie aber in Verbindung mit Fett immer wieder vom Darm neu aufgenommen und so in den Körper zurückgeschleust würden, könnten sie ihr Zerstörungswerk immer aufs Neue beginnen:

Weil „Neurotoxine (...) eine übermäßige Ausschüttung von entzündungsfördernden Zytokinen (aktivieren)", hält Shoemaker „die Freisetzung von entzündungsfördernden Zytokinen durch Fettzellen (für) die Hauptursache der Symptome der chronischen Lyme-Borreliose".
(Zitiert nach einer Übersetzung im Auftrag des Borreliose Bund Deutschland e.V. von Dr. med. Richie C. Shoemaker's Artikel:
„Lyme-Borreliose: Eine Infektions- und eine neurotoxische Erkrankung"[S. 7])

Diese neuen Erkenntnisse haben natürlich gravierende Konsequenzen für die Diagnostik und die Therapie: „Antibiotika bekämpfen Borrelien, aber nicht die Neurotoxine, die diese produzieren" (a.a.O. S. 4).

S. 1: „Verabschieden Sie sich von klinischen Diagnosen wie Fibromyalgie, Reizdarm und Gedächtnisschwäche ab dem Alter von 45 Jahren, Streß, Anspannung und Depression."

S. 10: „Wir verwerfen alte, nutzlose Diagnosen, etwa „Fibromyalgie" und alte, nutzlose Vorstellungen wie „die Lyme-Borreliose kann mit dreiwöchiger Antibiotikagabe ausgeheilt werden.'""

S. 2: „Fast täglich finden wir einen neuen Mikroorganismus, der Symptome hervorruft, welche wir vorher etwas anderem zugeschrieben hatten."

S. 10: „(...) wir sind uns dessen bewußt, daß das Wissen von heute schon morgen veraltet und nutzlos sein kann."

Mir scheint, Dr. Shoemaker ahnt selber, daß der Stein der Weisen noch nicht gefunden worden ist. Zumindest räumt er mit dem bei Medizinern derzeit noch so weit verbreiteten Vorurteil auf, daß die Verordnung einer (dreiwöchigen) Antibiotika-Therapie das alleinseligmachende Gegenmittel sei.

Für hochinteressant und vielversprechend halte ich seinen Ansatz, alle diese „neuartigen Modeerkrankungen" auf **eine gemeinsame Ursache** zurückzuführen. Damit liefert seine Theorie erstmalig eine plausible Begründung für die Ähnlichkeiten in der Symptomatik so vieler neuer Krankheitsbilder.

Allerdings muß die Zukunft erst noch zeigen, ob seine Annahme ausreichend und zutreffend ist, daß nicht die Viren oder Bakterien selber, sondern deren Abfall- und Ausscheidungsprodukte als Biotoxine diese Vielzahl von Beschwerden und Störungen im menschlichen Organismus verursachen.

Offenbar ist es auch Dr. Shoemaker aufgefallen, daß die Mehrzahl der von diesen neuen Krankheiten schwer und chronisch Betroffenen über 40 Jahre alt ist.

Vielleicht würde sich Dr. Shoemaker ja für meine Polio-Schluckimpfungen-als-Krankheitsauslöser-Theorie interessieren...

Den seit langem bekannten Krankheiten konnte man relativ klare Krankheitsbilder zuordnen. Man kannte ihren Verlauf und ihre Inkubationszeit (also den Zeitraum von der Ansteckung bis zum Ausbruch der Krankheit) und im Großen und Ganzen auch die voraussichtliche Dauer der Erkrankung.

Bei der Borreliose trifft dies alles nicht zu.

Anfangs meinte man, die sog. „Wanderröte" (rote, meist kreisförmige Flecken, die sich nach einem Zeckenbiß von der Bißstelle her ausbreiten) sei ein eindeutiges Infektionsanzeichen.

Inzwischen weiß man, daß zahllosen Borrelienerkrankungen keinerlei Wanderröte vorausging.

In Anlehnung an den Krankheitsverlauf der Syphilis (Borreliose- und Syphiliserreger sind verwandte Spirochäten [S. 56]) versuchte man auch den Verlauf der Borreliose in drei klar voneinander getrennte Stadien einzuteilen. Helfricht/Krickau haben diesen Versuch in einer sehr übersichtlichen Tabelle (S.57) dargestellt und auf S. 58 / 59 ausführlich kommentiert.

Die Borreliose hält sich jedoch de facto an keinerlei „Schema". Die Reihenfolge der auftretenden Symptome ist völlig beliebig, genau wie der Zeitpunkt ihres Auftretens. Sowohl nach der erfolgten Infektion als auch nach dem Abklingen borreliosebedingter Beschwerden können Wochen und Monate, ja sogar Jahre ohne Krankheitssymptome vergehen – bis dann eines Tages – aus wiederum bislang ungeklärten Ursachen – die Krankheit ausbricht.

Da wüßte ich doch allzu gern, wo denn ein derartig raffinierter, „mega-intelligenter" Krankheitserreger seinerseits herkommt!?

Borreliose-Überträger und Verseuchungs-
grad

Offiziell heißt es ja überall, die Borrelien würden von Zecken auf den Menschen übertragen. Wieso denn eigentlich nur von Zecken?

Helfricht/Krickau gehen auf S. 45 auf diese Frage ein:

„Ob neben Zecken in Einzelfällen vielleicht auch stechende Insekten die Lyme-Borreliose übertragen, muß weiter erforscht werden. Immer wenn sich Patienten an absolut keinen Zeckenstich erinnern können, bekommt die Theorie anderer Übertragungswege neue Nahrung. Zumindest konnten Borrelien auch in Stechfliegen und Stechmücken nachgewiesen werden – allerdings nur begrenzt.(...) Borrelien wurden auch im Urin verschiedener Wild-, Haus- und Nutztiere nachgewiesen."

Auf den Seiten 119 - 125 befassen sich die beiden Autoren näher mit der Frage nach dem Borrelien-Verseuchungsgrad von Wild-, Haus- und Nutztieren. Dort werden Werte von 20 - 70% bei Hunden (in Endemiegebieten der USA) und 47,9% bei Pferden genannt. Über Wildtiere liegen noch keine Angaben vor, „da klinische Untersuchungen noch ausstehen" (S.125).

Das wundert mich ausnahmsweise nicht, daß kein Waldbesitzer, kein Forstbeamter und erst recht kein Jagdpächter bislang Interesse gezeigt hat an präzisen Angaben über die Borrelien-Verseuchung von Wildtieren – zumal es seit den grauenvollen Seuchen bei den sog. Nutztieren immer mehr in Mode kommt, uns Wildbret als die „gesunde Alternative" aufzuschwätzen.

Dabei liegt eins doch klar auf der Hand: wenn schon Haustiere, deren Zugang zur freien Natur bekanntlich sowohl räumlich als auch zeitlich viel begrenzter als bei den Wildtieren ist, einen Verseuchungsgrad von 50 – 70 % aufweisen, dann dürfte er bei den Wildtieren bei annähernd 100 % liegen.

Erstaunlich und unverständlich finde ich hingegen die Tatsache, daß in den meisten Publikationen auch heute noch immer nur die Zecken als Überträger genannt werden. Natürlich übertragen Zecken Borrelien – aber doch nicht nur sie! Was eine Zecke kann, kann doch wohl jedes andere stechende Insekt genauso. Ich bin mir nicht einmal sicher, ob dazu ein Stich / Biß erforderlich ist: wenn man in Zecken-Nymphen, diesen Mini-Zecken-„Babies", bis zu 60 000 Borrelien gefunden hat (S.27), dann werden doch ein paar Borrelien auch beispielsweise auf einem Bein von einer ganz normalen Stubenfliege Platz haben, die mit borrelienverseuchtem Blut oder Urin Kontakt hatte und nun auf meinem Butterbrot sitzt.

In der Auflistung etwaiger Überträger werden Flöhe grundsätzlich übergangen. Mein altes Naturheilkundebuch von 1978 verkündete auf S. 313:
"Flöhe sind in Mitteleuropa heute so gut wie ausgestorben."

Ja, schön wär's! Warum produzieren und verkaufen dann Bayer und andere Chemiekonzerne mengenweise Flohschutzmittel für Haustiere?

Gerade in den letzten Jahren (besonders um die Jahrtausend-wende) hat es regelrechte Flohinvasionen gegeben, die die Haustierhalter (und deren Tiere) zur Verzweiflung brachten, weil das Ungeziefer einfach nicht kleinzukriegen war – trotz aller Che-mie! Und zwar nicht nur hier bei uns in der Eifel. Von Haustierbe-sitzern aus anderen Gegenden hörte ich genau dieselben Klagen. Insider-Tip(p)s gegen diese Flohplage wurden zum Thema Nr. 1 unter Tierhaltern.

In dem Taschenbuch von David Keys, Als die Sonne erlosch. Die Naturkatastrophe, die die Welt verändert hat (München 1999) las ich auf S. 37, daß der „Hauptüberträger" der Pest im Mittelalter „der gemeine Floh" war. Flöhe haben also offenbar bereits eine bemerkenswerte Tradition als Überträger von Krankheitserregern.

Sind sie mit ihren typischen Mehrfach- (oft Dreifach-)Bißstellen nicht regelrecht prädestiniert zur Borreliose-Verbreitung?

Daher erscheint es mir sinnvoll, an dieser Stelle auch auf die Problematik der Flohbekämpfung einzugehen, obwohl diese Thematik primär für die Haustierhalter wichtig ist. Zumindest besuchsweise kann jedoch jeder in Kontakt mit diesen Quälgeistern kommen.

Wie bereits erwähnt, zeigt nach meinen Beobachtungen die gesamte teure Chemie in Sprays, Pulver und Halsbändern nur begrenzte Wirkung.

Zeitgleich mit diesen „Flohinvasionen" schwappte gerade die „Teebaumöl-Welle" über Deutschland. (Wer steuert eigentlich diese „Modewellen" in Sachen Naturheilmittel, so daß alle Welt mal auf Apfelessig, mal auf Teebaumöl und mal auf Himalaya-Salz schwört?) Schnell hatte sich herumgesprochen, daß Einreibungen mit Teebaumöl Mensch und Tier vor dem Befall mit Flöhen und Zecken schützen könnte.

Prompt erschien eines Tages auf S. 1 (!) unserer einzigen Tageszeitung in diesem Raum, dem Trierischen Volksfreund, ein winzig kleiner Warnhinweis: Teebaumöl könne immense Schäden bei Tieren verursachen.

Natürlich war ich beim Lesen dieser Warnung zutiefst erschrocken: was hatte ich denn da in meiner Unwissenheit meinen Tieren Schreckliches angetan.?! Um Haaresbreite hätte ich sofort meine Teebaumöl-Vorräte in den Ausguß gekippt.

Aber dann wurde ich stutzig: dieser Artikel enthielt ja lediglich eine **Behauptung**! Weder wurde darin ein Wissenschaftler, noch eine Untersuchung zitiert, die diese Behauptung untermauert hätten. Es gab keine Begründung und keine Beweise darin.
Da fragt man sich, wie kommt so ein Artikelchen mit einer derartig windigen Behauptung auf die S. 1 einer renommierten Tageszeitung?

Ich möchte nicht wissen, wie viele Leser dieses Artikels schleunigst wieder vom Teebaumöl auf die Chemie der Floh- und Zeckenschutzmittel umgestiegen sind ...

Allerdings habe ich nicht den Eindruck, daß Teebaumöl eine stärkere Wirkung als Abschreckung gegen Zecken und Flöhe zeigt als die harten Chemikalien.

Albert von Haller erwähnt in seinem Buch „Macht und Geheimnis der Nahrung", Bierhefe-Tabletten würden Hunde und Katzen vor Parasitenbefall schützen. Ich habe es ausprobiert, konnte aber keine auffälligen Unterschiede feststellen. Immerhin haben die Bierhefe-Tabletten meinen Tieren zu meiner eigenen Überraschung gut geschmeckt.

Nach all diesen Fehlversuchen habe ich meine eigene Strategie entwickelt. Da diese vermaledeiten Biester von allem Weißen wie magisch angezogen werden, habe ich weiße Gefäße mit Wasser aufgestellt. Tatsächlich hüpfen die Flöhe wie hypnotisiert selber rein. Wenn man weiße Socken trägt, stürzen sie sich auch auf diese und lassen sich davon per Hand einsammeln. In Kombination mit den herkömmlichen Vernichtungsmitteln verschafften mir diese Tricks endlich Ruhe vor diesen Plagegeistern. Daß man sie nur in Wasser töten oder mit dem Daumennagel zerdrücken kann, hatte ich als Kind von meinem Vater gelernt, als ich noch gar nicht wußte, wie Flöhe aussehen. Mein Vater hatte einschlägige Erfahrungen mit ihnen während des Rußland-Feldzuges gesammelt.
So hat sich auch in diesem kleinen Randbereich derselbe Effekt gezeigt wie später bei meinem Therapie-Konzept: was ein Mittel oder eine Methode allein nicht schafft, kann die Kombination verschiedener Techniken sehr wohl zustande bringen.

Viele Tierhalter schämen sich, offen über ihre Probleme mit diesem Ungeziefer zu reden, weil einer Flohinvasion immer noch der Nimbus von selbstverschuldeter Unsauberkeit anhaftet. Das kann jedoch nicht die Ursache für diese Masseninvasionen sein.

Ich habe bis heute keine Antwort auf die Frage finden können, woher diese Ungeziefer-Massen kommen. Auch die Zecken haben sich in den vergangenen Jahren und Jahrzehnten erschreckend vermehrt. Als ich Kind war – vor ca. 50 Jahren – kannten wir weder diese Viecher, noch ihren Namen.
Es gab keine Zeckenbisse –- weder bei Menschen, noch bei den Haustieren. Bei uns zu Hause in Wuppertal (NRW) traten sie vereinzelt etwa ab Mitte der 60er Jahre auf.

Meist werden die Klimaveränderungen als Erklärung bemüht: angeblich gäbe es nicht mehr genügend Frost, um diese Quälgeister in Grenzen zu halten.
Das kann jedoch nicht die Ursache sein: laut Krickau/Helfricht können Zecken mühelos auch tiefe Minustemperaturen überstehen (S.127).

Bei unserer chronischen Vergiftung von Erde, Wasser und Luft und dem rigorosen Einsatz von Chemikalien in allen Lebensbereichen sollte man eher eine Abnahme dieser Art von Lebewesen erwarten. Das Gegenteil ist der Fall. Inzwischen hat sich ja herumgesprochen, daß gerade die sog. „Schädlinge" gegen viele Giftstoffe immun geworden sind. Aber auch das erklärt nicht ihre katastrophale Vermehrung. Das sieht ja ganz so aus, als ob die Umweltgifte ihre Vermehrung fördern würden!

Ich will hier weder die Zecken als Borreliose-Überträger verharmlosen, noch eine neue Fliegen-, Floh- und Stechmücken-Phobie schüren. Mich macht es nur nachdenklich zu sehen, wie überall **ein** Überträger in den Fordergrund gestellt, seitenweise mitsamt seinen Lebensgewohnheiten beschrieben und in ekelerregenden, beängstigenden Großaufnahmen dargestellt wird, während andere Überträger stillschweigend unter den Teppich gekehrt werden.

Für meine Begriffe sieht das verdächtig nach Alibi- und Sündenbocksuche aus.
Soll das Zecken-grusel-Szenario vielleicht von der Frage ablenken, woher denn die Zecken (und alle anderen Überträger) plötzlich all die Borrelien haben?

Oder will man uns suggerieren, wir brauchten ja nur den Zecken aus dem Weg zu gehen – und schon wären wir 100%ig vor den Borrelien geschützt?

Ist diese einseitige Panikmache ausschließlich in Bezug auf Zecken vielleicht gar nur Augenwischerei?

Mir fallen dazu als Parallele die Warnungen vor dem „Fuchsbandwurm" ein, die hier bei uns im Kr. Bitburg-Prüm (Eifel) in zahlreichen öffentlichen Gebäuden auf riesengroßen, grellen Plakaten aushängen.
Auf ihnen wird eindringlich davor gewarnt, irgendetwas aus dem Wald zu verzehren, was nicht mindestens oberhalb der Kniehöhe gewachsen ist.
Demzufolge kann man hier also seit Jahren das Sammeln von Pilzen, Walderdbeeren, Waldbeeren u.s.w. vergessen. Mindestens die Hälfte aller anderen Beeren wäre danach auch tabu.

Lange Zeit habe ich mich gewundert, wieso man nirgendwo die Touristen auf derartige Gefahren aufmerksam macht. Die Warnhinweise hängen nämlich nur da aus, wohin sich normalerweise kein Tourist „verläuft".

Erst durch das Anti-Jagd-Buch der Luxemburgerin Yvette Wirth, „Die Jagd – ein Mordsspaß" (s. Literaturverzeichnis) habe ich erfahren, daß der Mensch – genau wie Marder, Iltis und Dachs – ein „Fehlwirt" für den Fuchsbandwurm ist (S. 53) und für diesen Parasiten eine „Sackgasse" darstellt (S. 54). In ganz Luxemburg hat es noch keine einzige Erkrankung von einem Menschen auf Grund des Fuchsbandwurmes gegeben und auch in Deutschland war die Befallrate der Füchse dank Antiwurmmittel-Köder schon vor Jahren auf 3,5% zurückgegangen (S. 53).

Die ganze Angstmacherei stellt sich also als ein plumper Trick der sog. „Jagdherren" heraus, die mit Hilfe dieser „Warnungen" die Leute aus ihren Revieren halten wollen.

Sollte das etwa bei den ständigen Zeckenwarnungen ähnlich sein?

Werden deswegen meist nur die Zecken als gefährliche Borrelien-Überträger in den Vordergrund gestellt und **alle anderen möglichen Überträger verschwiegen**, weil man so die Leute aus den Wäldern vertreiben kann? Zumindest traut sich doch bald keiner mehr, die Waldwege zu verlassen und auch einmal querfeldein durchs Gelände zu laufen!

Neuerdings kann man erfahren, daß Kleinnager wie die Mäuse das eigentliche, ursprüngliche Borrelien-Reservoir bilden würden.

Meiner Meinung nach ist auch diese neue Erkenntnis keine Antwort auf die Frage nach der Herkunft der Borrelien. Sie verschiebt lediglich die Fragestellung von den Zecken auf die Mäuse und ähnliche Kleinnager. Und wo haben die dann die Borrelien her?

Ich weiß nur, daß Mäuse beliebte Versuchstiere in allen möglichen Laboratorien sind.

Eins steht für mich jedenfalls fest: die **eine** Fliege oder Mücke im Wohnzimmer kann theoretisch genauso gefährlich sein wie die 100 000 Zecken draußen im Wald.

Eigenartigerweise sind die Angaben über den Verseuchungsgrad der Zecken mit Borrelien hier bei uns in Deutschland merkwürdig schwammig und diffus. Da kann man Angaben von „30 – 70 %“ lesen. Das ist ja wohl ein Riesenunterschied, ob jede dritte Zecke infiziert ist oder ob von drei Zecken zwei infektuös sein können.

Was sollen derartig nichtssagende Statistiken?

Da war die Tageszeitung „Luxemburger Wort" in ihrer Wochenend-Ausgabe vom 21./22. April 2001 erheblich ehrlicher. Sie zitierte in einem Artikel über die Gefährlichkeit der Zeckenstiche

62

den Wissenschaftler Markus Simon vom Freiburger Max-Planck-Institut für Immunbiologie:

„Genaue epidemiologische Daten über die Verbreitung von mit Borrelien infizierten Zecken in Deutschland gibt es nicht.
Immer da, wo gezielt nach den Erregern gesucht worden ist, hat man auch welche gefunden."

Das heißt ja wohl im Klartext, daß der Verseuchungsgrad inzwischen bei 100 % liegt.

Mit andern Worten: Infektionsgefahr besteht jederzeit und überall –- für jeden.

Nochmals: ich will weiß Gott keine Borrelien-Hysterie schüren. Die Panikmache überlasse ich lieber anderen, die einem jegliche Freude an der Natur, am Sommer und an luftiger Kleidung vermiesen können.

Oder wie soll ich sonst all die wohlmeinenden Schutzempfehlungen verstehen, auch bei tropischen Temperaturen nur mit langer Kleidung und zugebundenen Ärmeln und Hosenbeinen ins Freie zu gehen?

Die Zecken wird das wenig stören: die kommen mühelos auch durch die allerwinzigsten Zwischenräume!

Dagegen halte ich den Hinweis, helle Kleidung zu tragen, weil man auf ihr die Zecken (und Flöhe auch!) besser sehen und daher eher entfernen kann, für sinnvoll und zweckmäßig.

Die Tatsache, daß sich ohnehin nur 50 % der Borreliose-Erkrankten an einen Zeckenstich erinnern, erklären Helfricht/Krickau mit der Vermutung, daß die Zecke gar nicht bemerkt worden sei (S. 41). Ich halte das eher für einen Hinweis darauf, daß Zecken eben nicht die einzigen Überträger sind.

Daß sogar eine Übertragung von Mensch zu Mensch bei Borreliose möglich ist, beschreiben die beiden Autoren auf S. 46:
„durch Bluttransfusion, Organspende und Schwangerschaft".

Ich wollte es nicht glauben: werden Blutkonserven denn nicht auf Borrelien untersucht? Ein Anruf bei der DRK-Blutspendezentrale in Koblenz bestätigte genau das, was ich da gelesen hatte.
Die Ärztin, mit der man mich verbunden hatte, verstand mein Anliegen gar nicht: wie ich denn auf die Idee käme, Blutspenden auf Borrelien zu testen? Wozu das denn gut sein solle?
Hatte die gute Frau denn noch nie etwas von Borreliose gehört? In ihrer Position ist so viel Unwissenheit doch wohl kaum vorstellbar.

Ich hätte es ja noch eingesehen, wenn sie mich darauf aufmerksam gemacht hätte, daß sich Borrelien im Blut sehr schwer feststellen lassen, weil sie sich angeblich nur ganz kurz und vorübergehend darin aufhalten.
Andererseits konnte man aber schon im Borreliose–Magazin Nr. 3 vom November 1999 auf S. 14 nachlesen, daß ein ungarischer Arzt, Dr. Bozsik, ein relativ einfaches und sehr eindeutiges Verfahren entwickelt hätte, um die Borrelien im Blut direkt unter dem Mikroskop sichtbar zu machen.

Von all dem schien man in der Koblenzer DRK-Blutspendezentrale noch nichts gehört zu haben.

Als ich auf Kreisebene dieselben negativen Erfahrungen mit dem DRK machte, begann ich mich zu fragen, ob diese Ignoranz wirklich nur auf Unwissenheit zurückzuführen ist oder ob man beim DRK absichtlich die Augen verschließt, wenn es um Borreliose geht:

Im Frühjahr 2001 hatte ich bei der DRK-Kreisstelle in Bitburg angefragt, ob ich einen Vortrag zum Thema Borreliose halten könnte. In der Annahme, das DRK sei eine Gesundheitsorganisation, hatte ich tatsächlich geglaubt, ich würde dort bei dieser Thematik mit offenen Armen aufgenommen werden – zumal zu der Zeit das

DRK Bitburg ständig in Zeitungsanzeigen nach neuen Dozenten für sein Bildungsprogramm suchte.

Mein Vortrag sollte nicht nur einer Erstinformation dienen (weshalb ich im Praxis-Teil Ernährungsfragen in den Vordergrund stellen wollte), sondern vor allem zu der Gründung einer Selbsthilfe-Gruppe (SHG) führen. Damals gab es in ganz Rheinland-Pfalz noch keine einzige Borreliose-Selbsthilfe-Gruppe. Da sollte man doch meinen, daß DRK wäre stolz darauf, derartige Aktivitäten zu unterstützen! Von wegen!

Ein Zweites kam hinzu:

Das DRK verfügt über mehrere Stationen, die über das weiträumige Gebiet unseres Kreises Bitburg-Prüm verteilt sind. Auch unter diesem Aspekt erschienen mir die DRK-Räumlichkeiten optimal, um dort Treffen von Selbsthilfe-Gruppen zu organisieren. Bei den riesigen Entfernungen hier draußen auf dem Land fand ich es weitaus sinnvoller, mehrere dezentralisierte Treffpunkte einzurichten, statt einer einzigen zentralen Gruppe in der Kreisstadt Bitburg. Das wäre zwar bequem gewesen für deren Bewohner, hätte aber allen anderen Interessenten weite Fahrwege zugemutet.

Ich hatte dem DRK angeboten, den Einführungsvortrag in den jeweiligen Stationen zu wiederholen, damit sich etwaige Interessenten bereits durch diesen Vortrag mit den Räumlichkeiten vertraut machen könnten, in denen dann die Veranstaltungen der SHG stattfinden würden.

Das alles hatte ich meinen Gesprächspartnern vom DRK ausführlich dargelegt und begründet.

Ich hatte ein schriftliches Konzept meines Vortrages, einen Entwurf für die Einladungen dazu und eine ausführliche Vorab-Informatiom für die Lokalpresse vorgelegt.

In zwei Gesprächen schien das alles kein Problem zu sein. Die Raumfrage für Vortrag und SHG hielt ich für geklärt. Den Termin wollte man telefonisch mit mir absprechen.

Ich habe geschlagene sechs Monate vergeblich auf einen Anruf gewartet.

Schließlich habe ich dann meinerseits nachgefragt.

Ich füge die Antwort, die ich daraufhin erhielt, im Original bei, weil mir sonst niemand deren Inhalt glauben wird.

Die Behauptung, man hätte mich bereits vor sechs Monaten telefonisch darüber informiert, daß das DRK weder Interesse am Thema Borreliose hätte noch bereit zur Unterstützung einer Borreliose-SHG sei, fand ich einfach dreist.

Aber die Begründung war ja noch erheblich schlimmer: das DRK würde Themen der „beruflichen Weiterbildung, Familien-/Frauen- und Seniorenbildung (...) preferieren“.

Offenbar hatten meine Gesprächspartner nichts, aber auch gar nichts kapiert! Zweimal habe ich gute 30 Minuten lang allerlei über die Borreliose, ihren Verbreitungsgrad und ihre Tücke erzählt, habe Zahlen genannt, Statistiken zitiert und Stapel von Papier hinterlegt. Und da will diese DRK-Kreisstelle immer noch behaupten, Borreliose hätte nichts mit Beruf, Familien-, Frauen- und Seniorenbildung zu tun? Borreliose geht uns alle an: Singles und Familien, Kindergärten und Schulen, Männer und Frauen, Jugendliche und Senioren!

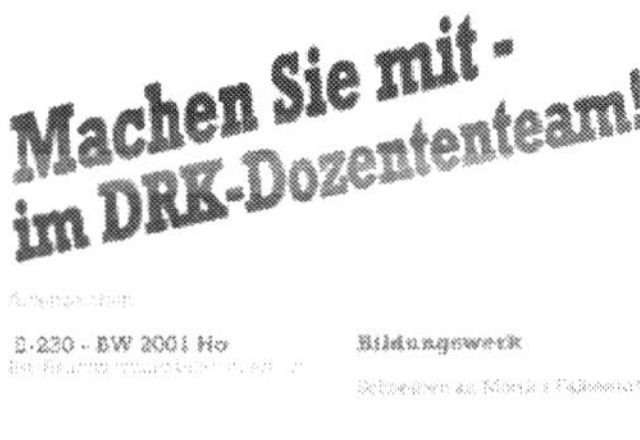

Frau
Monika Falkenrath
Dorfstr. 33

54673 Falkenauel

Rainer Hoffmann
Rainer.Hoffmann@kv-bit.drk.de

06561-602020

22. August 2001

Erwachsenenbildung im Deutschen Roten Kreuz;
Ihr Vortragsangebot zum Thema „Borreliose"

Rücksendung der Unterlagen

Sehr geehrte Frau Falkenrath,

wir beziehen uns auf Ihr Telefonat vom 16.08.2001 mit uns und bitten Sie um Entschuldigung, dass Sie so lange auf die Rücksendung Ihrer Unterlagen zum Thema „Borreliose" warten mussten, die wir Ihnen anliegend zu unserer Entlastung nunmehr zusenden.

Wie wir Ihnen im Februar d.J. bereits telefonisch mitteilten, müssen wir Ihnen zu unserem Bedauern mitteilen, dass wir Ihre Vortragsreihe zum Thema „Borreliose" in unserem Bildungsprogramm nicht berücksichtigen können, da wir gezwungen sind, aus der Vielzahl von Kurs- und Seminarangeboten eine Auswahl zu treffen, um unsere Bildungsprogrammangebote sowohl thematisch als auch zeitlich und räumlich verwalten zu können. So haben wir zum Beispiel die Programme Berufliche Weiterbildung, Familien-/Frauen- und Seniorenbildung erweitert und preferieren daher für diese Bereiche ergänzende Kurs-/Seminar- und Vortragsangebote.

Wir haben Sie jedoch –Ihr Einverständnis vorausgesetzt- in unsere Dozentenkartei aufgenommen und sind gerne für weitere Kursangebote Ihrerseits, etwa für den Bereich Familienbildung, offen.

Wir würden uns freuen, wieder von Ihnen zu hören –oder zu lesen- und verbleiben einstweilen

mit freundlichen Grüßen
i.A.

(Rainer Hoffmann)
Pädagogischer Leiter
im DRK-Bildungswerk Bitburg-Prüm e.V.

Anlagen
3 Manuskripte zum Thema „Borreliose"

Wenn es nur darum gegangen wäre, daß man mir als Diplom-Pädagogin keinen fachfremden Vortrag zum Thema Ernährung und Gesundheit zutrauen wollte – darüber hätte man reden und einen Mediziner oder eine Ernährungsberaterin dazu holen können.

Oder galt diese Ablehnung meinem naturheilkundlichen Ansatz? Ich wußte gar nicht, daß das DRK mit der Schulmedizin verheiratet ist.

Hat das DRK etwas dagegen, daß sich Betroffene selbst zu Wort melden, statt sämtliche Öffentlichkeitsarbeit der Pharma-Industrie zu überlassen?

Ich habe dem Bitburger DRK wutentbrannt zurückgeschrieben, unter diesen Umständen käme es für mich einer Beleidigung gleich, in ihrer Dozenten-Kartei geführt zu werden. Sie könnten mich für ewige Zeiten aus ihren Listen streichen. Eine derartig restriktive, zensierte „Bildungs"arbeit verdiene m. E. diesen Namen nicht.

Wer Betroffenen wichtige Informationen vorenthält, macht sich mitschuldig an deren Leiden.

Die Ignoranz der DRK-Blutspendezentrale in Koblenz paßt recht makaber zu dem Desinteresse auf Kreisebene.

Ist das Zufall oder steckt System dahinter?

Das soll nun keinesfalls suggerieren, „die da oben" seien alle blind vor Unwissenheit. Mit dem Trierer Versorgungsamt (pardon: hier in Rheinland-Pfalz heißt das: „Amt für soziale Angelegenheiten") habe ich genau entgegengesetzte – nämlich sehr positive – Erfahrungen gemacht: auf Grund der Diagnose „Borreliose" hat man dort den Grad meiner Behinderung von 50 auf 70 % erhöht. Das beweist ja wohl eindeutig, daß es durchaus auch Ämter und Behörden gibt, denen die Belastungen und Ausmaße einer chronischen Borreliose durchaus bekannt sind.

Ausgelöst durch das Stichwort „Blutkonserve" ging mir eine weitere Frage durch den Kopf, die vor Jahren im Zusammenhang mit AIDS heiß diskutiert wurde: ist eine Übertragung durch Speichel ausgeschlossen? Wenn die Borrelien nicht nur im Blut, sondern auch im Urin und in Hirnflüssigkeit nachgewiesen sind, können sie sich dann nicht auch im Speichel aufhalten?

Aus meiner Sicht steht eins jedenfalls fest: derzeit gibt es zum Thema Borreliose mehr Fragen als Antworten –- trotz 20jähriger Forschungsarbeit.

Aber ich will nicht ungerecht sein: in den letzten Jahren sind doch wahrhaft revolutionäre neue Erkenntnisse gewonnen worden!
So haben z. B. die meisten von uns geglaubt, die Zecken ließen sich von den Bäumen auf ihre Opfer herabfallen.
Irrtum! Völlig falsch!
Jetzt hat man herausgefunden, daß sie gar nicht höher als bis auf maximal 1,50 m klettern!

Leider hab ich bislang noch nicht begriffen, wem eine solche Forschungsarbeit etwas nützt. Mir ist es jedenfalls ziemlich egal, ob mir die Zecke auf den Kopf **gefallen** oder **gekrabbelt** ist...

Aber ich wüßte gern, was dieses Forschungsprojekt gekostet hat.

Aber es kommt noch besser!

Der Volksmund behauptete schon seit Jahren, daß die Zecken besonders gehäuft in Ginsterbüschen vorkommen. Auch das ist jetzt einwandfrei wissenschaftlich widerlegt.
Zecken kommen in allen Gebüscharten gleichermaßen häufig vor.

Allem Anschein nach wissen das nur die Zecken hier bei uns noch nicht.

Mein Hund und meine Katzen sind jedenfalls immer noch übersät mit Zecken, wenn sie aus dem Ginster kommen – beträchtlich und unübersehbar mehr als bei jedem anderen Gebüsch!

Für mich ist die Sache sonnenklar: die meisten anderen Sträucher tragen Dornen: Brombeeren, Weißdorn, Heckenrosen u.s.w. Folglich machen Menschen und Tieren einen Bogen um diese Dornenbüsche – während sie beim Ginster bedenkenlos auf Tuchfühlung gehen. Also findet eine Ginsterbusch-Zecke weit eher ein Opfer als eine Brombeerbusch-Zecke. Die kann u.U. so lange warten, bis die Brombeeren reif sind ...

Das allerneuste Forschungsergebnis erfuhr ich kürzlich bei meinem letzten Arztbesuch: männliche Zecken brauchen nur etwa 12 – 24 Stunden zum Blutsaugen, während weibliche Zecken dazu mehrere Tage benötigen.

Mich würde weit mehr die Frage interessieren, wieso die Borrelien weder den Zecken noch den Flöhen schaden, sondern sich ganz im Gegenteil einträchtig ins Uferlose vermehrt haben!?

Die Entdeckungsgeschichte der Borreliose

Bei näherer Betrachtung scheinen die Anfänge der Borreliose in geheimnisvollem Dunkel zu liegen.

Krickau/Helfricht berichten von dem Auftreten „einzelner Krankheitszeichen" schon im 19.Jahrhundert (S. 11). Allerdings bezogen sich diese ersten Beobachtungen und Beschreibungen ausschließlich auf Hautkrankheiten. So stellte z.B. der schwedische Hautarzt Arvid Afzelius 1909 der Stockholmer Dermatologischen Gesellschaft einen ersten Fall von Wanderröte (bei einer alten Frau) vor. Afzelius äußerte damals schon, daß ein Zeckenbiß die Ursache sein könnte (S. 12).

„Den ersten Fall einer Neuroborreliose – also einer Borreliose des Nervensystems – beschrieben 1922 die Franzosen Garin und Bajadoux. Bei ihrem Patienten folgte nach der Entzündung der Haut eine Armlähmung. Andere erkannten, daß im Zuge der Hautreizung eine Meningitis – eine Entzündung der Hirnhäute – auftreten kann."(S. 12)

Mir fällt auf, daß aus den ersten 100 Jahren etwa von der Mitte des 19. bis zur Mitte des 20.Jahrhunderts immer nur von einzelnen Fällen und von einzelnen Symptomen die Rede ist – nie von der gesamten Bandbreite der Borreliose-Symptome. Gab es damals nur die beobachteten / beschriebenen Symptome – oder hatte man all die anderen nur noch nicht bemerkt bzw. noch nicht der Borreliose zugeordnet?

Die Frage, ob es sich damals wirklich schon um echte Borreliose-Erkrankungen gehandelt hat, wird wohl für immer unbeantwortet bleiben.

Ich habe da so meine Zweifel, weil ja immer nur isolierte Symptome, die **einen winzigenTeil** des Borreliose-Spektrums ausmachen, genannt worden sind. Dieselben Einzelsymptome können ja auch heute noch ebenso gut von anderen Krankheitserregern hervorgerufen werden. Genau das macht ja auch jetzt noch eine eindeutige Diagnose der Borreliose so schwierig.

Ich werde das Gefühl nicht los, dass man in der Fachliteratur „auf Teufel komm raus" bemüht ist, den Nachweis dafür zu erbringen, daß es die Borreliose „immer schon", zumindest aber seit über 100 Jahren, gegeben hat.

Die zahlenmäßige Entwicklung dieses Krankheitsbildes mit seiner explosionsartigen Verbreitung nach dem 2. Weltkrieg spricht dagegen eine ganz andere Sprache.

Erschütternd finde ich, daß bisher meines Wissens nirgendwo die Frage gestellt wird, wodurch denn nun diese rasante Verbreitung der Borreliose – vom vereinzelten Auftreten seit den 70er Jahren bis hin zur regelrechten Volkskrankheit in den 80er und ganz besonders in den 90er Jahren – verursacht worden ist. Ich kann hier vorerst auch nur meine Vermutungen wiederholen:
Welche Rolle haben Umweltgifte dabei gespielt?
Haben unsere Ernährungssünden (oder Medikamente?) unser Immunsystem so ruiniert, daß weitaus mehr Menschen als früher auf eine Borrelien-Infektion mit massiven Krankheitssymptomen reagieren?
Oder haben die Borrelien erst nach dem 2. Weltkrieg ihre erschreckende Vielseitigkeit und Raffinesse entwickelt, weil die Polio-Schluckimpfungen (und andere Vorbeuge-Impfungen?) unsere ohnehin schon geschwächten Abwehrkräfte restlos überforderten?

Borreliose-Diagnose

Eigentlich könnte ich dieses Kapitel mit einem Satz „abhaken":

Es gibt keine eindeutige, zuverlässige Borreliose–Diagnose.

Krickau/Helfricht haben diesem traurigen Kapitel eine ganze Seite gewidmet (S. 69):

es kann sowohl sein, daß eine Blutuntersuchung im Labor Hinweise auf eine Borreliose ergibt, obwohl gar keine vorliegt, als auch umgekehrt. D.h. daß eine tatsächlich vorhandene Borreliose nicht unbedingt vom Laborergebnis bestätigt wird.

Außerdem sind unsere derzeitigen Diagnose-Verfahren in keiner Weise „standardisiert". Das bedeutet, daß man weder das Ergebnis des einen Labors mit dem von einem anderen vergleichen kann, noch daß man an diesen Laborbefunden den Grad oder die Intensität der Erkrankung ablesen, geschweige denn den Krankheitsverlauf an Hand der Laborberichte verfolgen oder überwachen könnte.

Einige Gründe für diese katastrophale Situation (Borreliose-Magazin Nr .6 S. 11 ff: „Labordiagnostik. Ein einziges Dilemma") sind bekannt:

1. lassen sich die Borrelien selber nur sehr schwer im Blut feststellen, weil sie sich nur kurzzeitig, ausnahmsweise und vorübergehend im Blut aufhalten. (Der bereits erwähnte Dr. Bozsik ist da offenbar anderer Ansicht.)
Das hat gravierende Konsequenzen für jede Therapie. Ich werde ausführlich darauf zurückkommen.

2. Unser Körper braucht nach einer erfolgten Borrelien-Infektion ca. 3 Wochen, bis er gegen diesen Krankheitserreger Antikörper

entwickeln kann. Die Laboratorien können derzeit jedoch nur diese Antikörper, und nicht die Borrelien selber, identifizieren.

Bluttests vor Ablauf dieser 3 Wochen sind also absolut nichtssagend und überflüssig.

Auch das wissen offenbar viele Ärzte noch nicht.
Ich hab es mehr als einmal erlebt, daß mich Ärzte für den ersten Tag nach einem Zeckenbiß zur Blutabnahme bestellen wollten.
Ich würde gern mal das ganze Geld, das aus Uninformiertheit für solch sinnlose Labortests ausgegeben wird, auf einem Haufen sehen!

3. Daß „Kreuzreaktionen mit anderen Erregern" das Ergebnis beeinflussen können, weiß man zwar generell und prinzipiell – aber das ist auch schon alles. Näheres, Konkretes oder Genaues weiß man nicht (S. 69).

4. Nun kann das Vorhandensein von Borrelien-Antikörpern – vorausgesetzt, die Diagnose ist korrekt: s.o. – allerdings verschiedene Ursachen haben.

a) Es kann auf eine akute Infektion hinweisen.
b) Diese kann aber auch „klinisch stumm", d.h. ohne Beschwerden verlaufen, weil das körpereigene Immunsystem alleine mit der Infektion fertig wird.
c) Es kann aber auch auf eine vergangene, abgeschlossene Erkrankung verweisen. (Borreliose–Magazin Nr. 6 S. 11)

Mit anderen Worten: Nichts Genaues weiß man nicht.

Kann mir irgendjemand erklären, warum überhaupt derartig unzulängliche, unzuverlässige, unvergleichbare und nichtssagende Labortests gemacht werden?

Ein erster Lichtblick fällt in diesen undurchdringlichen Diagnose-Dschungel durch die Arbeiten des bereits genannten Dr. Richie C.

Shoemaker. Er kam mit seinen Mitarbeitern zu der Erkenntnis, daß die von ihm entdeckten Biotoxine bzw. Neurotoxine immer die **Sehfähigkeit** beeinträchtigen, und zwar ganz speziell im Bereich des Schwarz-Weiß-Sehens bei der Abstufung und Unterscheidung von Grautönen.

Von dieser Feststellung ausgehend, hat er einen speziellen **Sehtest** zur Differenzierung von Grautönen entwickelt, mit dessen Hilfe man nicht nur Borreliose und alle anderen Formen von Erkrankungen auf Grund von Neurotoxinen **diagnostizieren**, sondern sogar sehr exakt den Krankheitsverlauf, also Besserungen bzw. Verschlimmerungen **beobachten** kann.

Wenn sich dies bewahrheiten sollte, wäre das in der Tat ein revolutionärer Fortschritt!

Seit dem Herbst 2002 bietet auch ein deutscher Arzt, Prof. Hartmann diesen Sehtest für 50 Euro an. (Prof. Hartmann ist selbst von chronischer Borreliose betroffen). Derzeit ist noch keine Abrechnung über die Krankenkassen möglich (sondern nur über Privatrechnung):
Die Krankenkassen zahlen lieber den 5-fachen Preis für unzuverlässige Labortests und jammern dann über die Kostenexplosion im Gesundheitswesen.
Prof. Dr. med.Hartmann ist in 91522 Ansbach (bei Nürnberg) unter der Tel.-Nr. 0981/64800 bzw. über Fax: 0981/64846 erreichbar.
Man kann diesen Sehtest auch gegen eine Gebühr von 50 Dollar aus dem Internet beziehen: www.chronicneurotoxins.com.
(Alle Angaben aus einem Rundbrief des Borreliose Bundes vom 20.8. 2002)

Bis die Fachwelt sich auf eine effektive Diagnostik geeinigt hat, bleibt m.E. gar nichts anderes übrig, als sich vorerst an dem Krankheitsbild und den Symptomen der Borreliose zu orientieren.

Borreliose-Symptome

Makabrerweise könnte ich auch dieses Kapitel in einem einzigen Satz zusammenfassen:

Die Borrelien können nahezu alle bisher bekannten Krankheiten und Symptome auslösen.

Es gibt kaum ein Krankheitsbild, daß die Borrelien nicht hervorrufen, vortäuschen oder imitieren könnten.

Verfolgt man die Veröffentlichungen der letzten Jahre über die Beschwerden, die eindeutig (?) der Borreliose zuzuordnen sind, so fällt auf, dass diese Listen immer länger werden.

Vor Jahren noch war hauptsächlich von grippeähnlichen Symptomen (meist als Anfangsstadium aufgefaßt), von Hautveränderungen, Gelenk- und Muskelschmerzen und Schädigungen des Nervensystems die Rede.

Inzwischen weiß man, daß Allergien, Asthma, Arthrose, Alzheimer, Parkinson, Diabetes, Migräne, Herzerkrankungen, Entzündungen in allen möglichen Körperregionen, Muskeln und Organen, aber auch des Hirns, der Hirnhäute und des Rückenmarks, Seh- und Sensibilitätsstörungen, chronische Müdigkeit und Depressionen bis hin zu Selbstmordgefährdung von Borrelien verursacht werden können.
Die meines Wissens neueste Ergänzung dieser Sammlung war der FAZ vom 14.5.03 zu entnehmen: nämlich, daß „Zecken auch einen Erreger des Rückfallfiebers übertragen" können (S.21).

Da könnte einem doch glatt der Verdacht kommen, daß die Borrelien (und/oder ähnliche Erreger) bei weitaus mehr Erkrankungen ursächlich am Werk sind, als wir bisher ahnen.

Wie will man denn bei dem derzeit so unzureichenden Stand der Labor- und Diagnosetechnik eine borrelienbedingte Krankheit von einer anders verursachten unterscheiden?

Natürlich bleibt momentan gar nichts anderes übrig, als mit der Therapie bei den erkennbaren Symptomen und dem augenscheinlichen Krankheitsbild anzusetzen. Falls aber Borrelien mitbeteiligt sein sollten, dürfte eine derartig konventionelle, nur an den offensichtlichen Symptomen orientierte Behandlung allein nicht ausreichen.

Meines Erachtens müßte man viel häufiger als bisher – vor allem bei einem unerklärlichen Therapieversagen – eine Mitbeteiligung von Borrelien (und/oder ähnlichen „neuzeitlichen" Erregern) in Erwägung ziehen.

Da die Forschung derzeit noch mit dem Liebesleben der Zecken und dem Nachmessen von Zecken-Klettertouren beschäftigt ist, erscheint es mir überlegenswert, ob man nicht die Behandlung einer jeden ernsthaften Erkrankung – ergänzend zur schulmedizinischen Behandlung – prinzipiell mit der von mir in den folgenden Kapiteln vorgestellten Ganzheitsmethode naturheilkundlich begleiten sollte.
Schaden könnte das garantiert niemandem, weil es dabei ja keinerlei Nebenwirkungen zu befürchten gibt.

Wir können es uns nicht leisten abzuwarten, bis endlich einmal verläßlichere Laborwerte zu bekommen sind!

Damit will ich keineswegs unterstellen, daß bei vielerlei Erkrankungen letztlich immer nur die Borrelien eine Rolle spielen. Ich habe ja bereits mehrfach darauf hingewiesen, daß es außer der Borreliose eine ganze Reihe weiterer „neuer" Erkrankungen gibt, die ebenfalls von bestimmten Bakterien bzw. von Viren ausgelöst werden und in weiten Bereichen mit den Symptomen der Borreliose übereinstimmen:
z.B. CFS (Chronisches Müdigkeitssyndrom, verursacht durch den sog. „Epstein-Barr-Virus"),

MCS (Multiple Chemikalien–Sensibilität), Multiple Sklerose (MS), Fibromyalgie u.s.w. (Ich vermute, daß auch die Migräne hierher gehören könnte.)

Dr. R. Shoemaker hat für meine Begriffe den ersten Schritt getan in Richtung auf Vereinheitlichung dieser inzwischen fast unübersehbaren Krankheitserreger– und Symptomflut.
In seinem oben bereits genannten Artikel über die Lyme-Borreliose nennt er folgende Schlüsselsymptome bei neurotoxischen Erkrankungen:
„Davon betroffene Patienten sind chronisch müde oder schwach, haben mehrfach kognitive Beeinträchtigungen, Kopfschmerzen, eine multiple Augensymptomatik (Helligkeitsempfindlichkeit, Rötung und Tränen der Augen, unscharfes Sehen), chronisch zugeschwollene Nasennebenhöhlen, Husten, Kurzatmigkeit, Muskelschmerzen, Krämpfe, chronische, unspezifische Bauchschmerzen und anderes mehr." (S. 3)

Als besonders typisch für die Wirkung von Neurotoxinen sieht er Taubheitsgefühle an oder Prickeln (S.3) und vor allem plötzlich „einschießende Schmerzen, die für einen flüchtigen Moment an einer Stelle verharren" und „wie ein Blitzschlag tief in eine Muskelgruppe einschießen und dort explodieren". (S. 4).

Für Dr. Shoemaker liegt der Verdacht auf Lyme-Borreliose oder eine andere durch Neurotoxine verursachte Krankheit, nahe, „wenn mindestens vier der folgenden neun Organsysteme betroffen sind:

– Nerven
– Muskeln
– Gehirn
– Augen
– Nebenhöhlen
– Lunge
– Magen-Darmtrakt
– Gelenke
– Haut"   (S. 4)

Dagegen verweist das Borreliose-Magazin Nr. 6 darauf, daß nicht einmal eine Vielzahl von Borreliose-typischen Symptomen eindeutig auf eine Borreliose schließen läßt! (S. 14) Sehr richtig: es gibt ja fast 10 verschiedene weitere Erkrankungen, auf die das alles auch zutrifft. Gemeinsam ist ihnen allen, daß sie etwas mit Immunschwäche zu tun haben – genau wie AIDS.

Die fundierteste und umfassendste Zusammenstellung aller möglichen Borreliose-Symptome stammt von dem amerikanischen Arzt Dr. med. J.J. Burrascano (USA). Seinen diagnostischen Erhebungsbogen mit einer 38–Punkte–Checkliste zur Erstellung eines Symptom-Profils hat das gerade erwähnte Borreliose-Magazin Nr. 6 auf den S. 13 und 14 veröffentlicht. Im Internet kann man den Burrascano-Fragenkatalog ebenfalls abrufen. Daher gebe ich hier nicht noch einmal die gesamte 38-Punkte-Skala wieder, sondern beschränke mich auszugsweise auf die Aspekte, die ich bisher noch nicht angesprochen habe:

"...4. Nicht erklärlicher Haarausfall
   5. Geschwollene Lymphknoten, wo?
   6. Halsschmerzen
   7. Schmerzen an den Testes, in den Leisten
   8. Nicht erklärliche Menstruationsunregelmäßigkeiten
   9. Nicht erklärliche Milchproduktion, Brustschmerzen
  10. Blasenfunktionsstörungen
  11. Sexuelle Funktionsstörungen oder Libidoverlust
  12. Magenbeschwerden
  13. Veränderte Stuhlgewohnheiten (Verstopfung oder Durchfall)
...15. Kurzatmigkeit, Husten
  16. Herzklopfen, Herzstolpern, Block im Herzreizleitungssystem
  17. Herzgeräusche (anamnestisch), Klappen-Prolaps
...38. Alkoholunverträglichkeit

(Ursprünglich umfaßte die Burrascano-Checkliste 46 Punkte. Leider weiß ich nicht, warum inzwischen 8 davon „abhanden gekommen" sind.)

Bei all meiner Kritik an der Schulmedizin (und an seiner Behandlungsmethode; dazu im nächsten Kapitel mehr): diesem Dr. Burrascano gilt meine aufrichtige Hochachtung!
Da hat endlich einmal ein Schulmediziner sauber, gründlich und korrekt gearbeitet! Ich wüßte eine ganze Reihe von Ärzten, die sich davon „eine dicke Scheibe abschneiden" könnten ...
Dr. Burrascano muß seine Patienten äußerst sorgfältig beobachtet und befragt haben –- anders könnte er niemals (so viel ich weiß, als Erster!) zu so einem tiefen und umfassenden Überblick über die vielseitigen und verheerenden Auswirkungen der Borreliose gekommen sein. Es gibt praktisch keine Körperfunktion, die sie unbeschadet ließe –- und keinen Lebensbereich, den sie nicht blockiert.

Wer jetzt meint, so ein verdienstvoller Arzt wie Dr. Burrascano könne sich doch sicherlich kaum noch retten vor öffentlichen Ehrungen und Auszeichnungen, den muß ich bitter enttäuschen. Ich weiß nicht, ob Dr. Burrascano überhaupt noch praktizieren darf (Stand: Ende 2002). Im Jahr 2001 konnte man im Borreliose-Magazin Nr. 5 S. 8 / 9 nachlesen, daß in den USA mehreren Ärzten bereits die Praxis geschlossen wurde, weil sie zu oft „Borreliose" diagnostiziert und zu viele Borreliose-Bluttests veranlaßt hatten. Aus denselben Gründen hat man schon mehrmals die Patienten-Kartei von Dr. Burrascano beschlagnahmt und gegen den Willen seiner Patienten, die voll hinter ihm stehen, Patientendaten gegen ihn zu verwenden gesucht.

Bisher hat sich Dr. Burrascana erfolgreich gegen derartige Schikanen wehren können. Nach seinen eigenen Angaben bezweifelt er jedoch, ob er auch diesmal die Angriffe unbeschadet überstehen wird (Borreliose–Magazin Nr. 5, S. 8 + 9).

Wer hat – warum? – ein Interesse daran, das wahre Ausmaß der Borreliose-Erkrankungen zu verschleiern?

Schulmedizinische Therapie

Grundlage sämtlicher schulmedizinischer Borreliose-Behandlung bildet das Verabreichen bzw. die Einnahme von Antibiotika. Dabei unterscheiden sich die verschiedenen Ansätze:
a) durch die Verordnung unterschiedlicher Präparate
b) durch die Höhe der Dosierung
a) durch die Dauer der Antibiotika-Therapie
b) durch die Art der Verabreichung (oral oder intravenös)
e) durch das Miteinbeziehen diverser naturheilkundlicher Verfahren.
Weitere Unterschiede bestehen bezüglich der Frage, ob eine „vorsorgliche" Therapie sinnvoll sei, bevor sich Krankheitssymptome bemerkbar machen.

Nähere Angaben und Einzelheiten hierzu kann man im Borreliose-Magazin Nr. 6 / 2002 auf den Seiten 17 - 33 nachlesen.

Dort erfährt man auch aus einer Burrascano--Veröffertlichung vom Mai 2000, daß Borrelien „Perioden der **Inaktivität** aufweisen, während der **Antibiotika nicht wirksam sind**(...)"(S. 31, Hervorhebung M.F.) und auf S. 32:

"Klinisch beobachtet man, daß die Beschwerden in periodischen Abständen von vier Wochen aufflackern.
Man geht davon aus (Hervorhbg.M.F.), daß dies dem Generationszyklus des Bakteriums entspricht, wobei einmal im Monat eine Vermehrungsphase vorkommt. Da **Antibiotika nur während der Wachstumsphase von Bakterien greifen**, muß die Therapie mindestens einen Generationszyklus umfassen. Dies ist der Grund, weshalb eine Behandlung mindestens 4 Wochen dauern sollte."

Weil Dr. Burrascano bei hartnäckigem Fortbestehen der Symptome auch länger therapiert, hat man ihm genau dies zum Vorwurf gemacht (s.o.).

Natürlich kann ich aus meiner Sicht Dr. Burrascanos Konsequenz: wenn die Gabe von Antibiotika über 3 oder 4 Wochen nicht reicht, dann muß sie eben erheblich verlängert werden, in keiner Weise akzeptieren. Mich erinnert das fatal an das inzwischen sprichwörtlich gewordene Motto „MEHR DESSELBEN" aus Paul Watzlawicks brilliantem Buch „Anleitung zum Unglücklichsein". Watzlawick zeigt darin auf, wie unsinnig eine derartige Steigerung der Bemühungen ist, so lange sowieso alles in die falsche Richtung läuft.

Trotzdem finde ich es anerkennenswert, wie intensiv sich Dr. Burrascano mit dem Krankheitsbild der Borreliose beschäftigt hat. Damit hat er auf jeden Fall unseren Wissensstand erheblich erweitert – auch wenn seine therapeutischen Schlußfolgerungen m.E. bedauerlicherweise genau in die falsche Richtung gehen.

Seine grundlegende Einsicht, daß man diese raffinierten Bakterien nicht in zwei bis drei Wochen „besiegen" kann, wird niemand widerlegen können!

Stutzig macht mich jedoch, daß wir trotz angeblich intensiver Forschung immer noch nicht wissen, welchen Zeitraum die Borrelien für einen Genrationszyklus tatsächlich brauchen! „Man geht davon aus" (s.o.),weil bei vielen Patienten die Beschwerden etwa alle 4 Wochen eine Steigerung erfahren.

Da muß ich wohl besonders „flotte" Borrelien haben:
bei mir hat es über viele Jahre einmal pro Woche so ein „Aufflackern" der Beschwerden gegeben. Heißt das, daß sich diese Bakterien bei mir wöchentlich vermehrt haben?

Auch hier müßte gezielte Forschung endlich einmal Klarheit schaffen, damit wir nicht länger auf Vermutungen angewiesen sind!

Während das o.g. Burrascano-Zitat lediglich auf die **zeitweilige Unwirksamkeit von Antibiotika** verweist, die sich aus den Entwicklungsstadien von Bakterien ergibt, übersieht auch Dr. Burrascano offenbar einen weiteren Aspekt, der die Wirksamkeit von Antibiotika gegenüber Borrelien **grundsätzlich** in Frage stellt.

Borrelien haben noch eine weitere, höchst intelligente Fähigkeit: sobald ihnen ihre Umgebung nicht mehr gefällt, weil das Milieu, in dem sie sich aufhalten, für sie schädlich und gefährlich geworden ist – etwa, weil ihr „Wirt" neuerdings Antibiotika schluckt – kapseln sie sich hermetisch ab wie ein Guerilla-Kämpfer, der im Untergrund untertaucht.

Sie schotten sich mit einer Art Chitin-Panzer gegen jegliche Angreifer ab. "**Cystic forms**" haben die Forscher diese Art des Überlebens genannt, in der die Borrelien für Antibiotika unerreichbar sind und so offenbar nahezu unbegrenzt lange aushalten und überleben können.

Erst nach Wegfall der für sie gefährlichen Stoffe lösen sie diese Panzerung wieder auf – und werden erneut aktiv. (Borreliose-Magazin Nr. 3 / Nov. 1999, S. 15)

Für meine Begriffe stellt diese simple Tatsache die Wirksamkeit von Antibiotika gegen Borrelien generell in Frage.

Seitdem ich von diesen „Cystic Forms" weiß, ist mir klar, wieso die Burrascano-Patienten so begeistert sind von einer lang dauernden Antibiotika-Einnahme. Auch Krickau/Helfricht berichten auf S. 74, daß sich viele Patienten nach eigenen Angaben „noch nie so wohl gefühlt haben" wie während der Antibiotika-Therapie.

Kein Wunder: wenn sich die Borrelien für den Zeitraum der Therapie gut abgeschottet haben, können sie natürlich vorerst nicht mehr aktiv werden.
Folglich geht es den Betroffenen zunächst einmal besser.

Ist das der Mechanismus, mit dem die Schulmedizin ihre Erfolge in der Borreliose-Behandlung erzielt?

Daß diese Erfolge nur vorübergehender Natur sein **Können,** liegt glasklar auf der Hand.

Es ist ja nur eine Frage von Zeit, wann die abgekapselten Borrelien ihre Panzerung wieder auflösen und erneut mit ihrem Zerstörungswerk beginnen.

Wenn dann Monate oder gar Jahre später derselbe Patient mit vielleicht ganz anderen Beschwerden in der Arztpraxis auftaucht, denkt kein Mensch mehr an die Borreliose! Die war doch ausgeheilt dank der gründlichen Antibiotika-Therapie ...

Spätestens an dieser Stelle muß sich die Schulmedizin die Frage gefallen lassen, was sie eigentlich unter „Heilung" versteht.
Offensichtlich reicht ihr schon ein vorübergehendes Verschwindenlassen der momentanen Symptome. Das klingt zunächst recht einleuchtend:
man geht ja schließlich zum Arzt, um die derzeitigen Beschwerden loszuwerden.

Aber bei der Borreliose reicht das eben nicht! Da muß auch die Krankheitsursache beseitigt werden – und das heißt: Borrelien langfristig bekämpfen und nicht nur Einzelsymptome „abschalten"!

Die Tatsache, daß sich Borrelien nur kurzzeitig und selten im Blut aufhalten, um dann in schwer zugänglichen Körperregionen unterzutauchen (wie z.B. in Gelenken, Rückenmark, Lymph- oder Hirnflüssigkeit), habe ich bereits mehrfach erwähnt. Krickau/Helfricht schreiben dazu:

"Aus bisher **unbekannten** Gründen verlassen die Borrelien im Stadium II und III mitunter ihre Verstecke und werden verwundbar."
(S.138) (Hervorhebungen von M.F.)

Für mich heißt das im Klartext, daß die herkömmliche Antibiotika-Therapie mehr Ähnlichkeit mit einem Glücksspiel als mit gezielter, effektiver Behandlung hat.

Vermutlich liegt bei den meisten Glücksspielen die Trefferquote höher.

Natürlich sind diese Tatsachen alle auch der Pharma-Industrie bekannt. Im Borreliose-Magazin Nr. 5 / 2001 konnte man nachlesen, daß jetzt nach einem neuen Präparat geforscht wird, das diesen Chitin-Panzer aufknacken soll.

Also: noch mehr Chemie.

Noch „mehr desselben". Watzlawick läßt grüßen.

Daß Schulmedizin und Pharma-Industrie diese Problematik sehr wohl kennen, erfährt man allerdings aus ihren eigenen Veröffentlichungen meist nur dann, wenn es um das Anbieten einer konkreten Alternative geht.

Nachdem ich jetzt die **speziellen** Probleme einer Antibiotika-Therapie bei Borreliose dargestellt habe, erscheint es mir sinnvoll, auch auf die **grundsätzliche** Antibiotika-Problematik einzugehen.

Meines Wissens ist diese nirgendwo so umfassend und vor allem so übersichtlich dargestellt, wie in einem Firmenprospekt der Firma SymbioPharm GmbH. Diese Firma setzt den herkömmlichen Antibiotika eine „Mikrobiologische Therapie" entgegen. Daher kann sie es sich leisten, in Sachen Antibiotika deutlicher und kompetenter Klartext zu reden, als ich es selber könnte.

Dankenswerterweise hat die Firma SymbioPharm mir über Frau Dr. med. Kerstin Rusch eine Nachdruckerlaubnis erteilt unter der Auflage, daß ich nichts am Originalwortlaut verändere.

Vereinbarungsgemäß lege ich daher die S. 1 – 7 aus dem Firmenprospekt „Mikrobiologische Therapie. Das Prinzip." der Firma SymbioPharm GmbH, Auf den Lüppen in 35772 Herborn-Dill unverändert vor.

Das heißt allerdings nicht, daß dieses Buch von SymbioPharm (oder sonst wem) gesponsert ist (was unübersehbar bei den beiden anderen von mir benutzten Borreliose-Büchern der Fall ist: das von mir am häufigsten zitierte Buch von Krickau/Helfricht ziert hinten eine Doppelseitige Anzeige der Arzneimittelfirma Dr. Wolff: „Antibiotika sind unentbehrlich für die Therapie der Lyme-Borreliose. Die meisten Therapie-Empfehlungen stützen sich auf Doxycyclin als Mittel der ersten Wahl"; das Büchlein von Dr. Gerhard Döbler, Krankheiten durch Zecken, erschien als „patientenberatung" (warum Kleinbuchstaben?) in der „Edition medpharm", was m.E. zumindest auf eine Beteiligung der Pharma-Industrie schließen läßt.)

Gesund durch Bakterien

**Mikroben –
nicht nur Krank-
heitserreger.**

Bakterien und andere Kleinstlebe-
wesen (Mikroben, Mikroorganismen) kennt man in erster Linie als
Krankheitserreger. Diese werden
üblicherweise mittels **Antibiotika**
(griechisch: anti bios = gegen das
Leben, das Leben tötend) be-
kämpft. Seit ihrer Entdeckung in
den 40er Jahren durch Fleming
haben sich **Antibiotika** rasant
entwickelt, wurden Standard-
therapie bei fast allen bakteriellen
Infektionskrankheiten und sind
heute im Allgemeinwissen der
Ärzte, aber auch der Patienten
fest etabliert.

**Mikroben –
auch Diener der
Gesundheit**

Die Erkenntnis, daß Bakterien
auch einen Beitrag zur Gesundheit leisten können, also probio-
tisch (griechisch: pro bios = für
das Leben, das Leben fördernd)
wirken, hat sich weniger durch-
setzen können. Erst mit den immer
häufiger und rascher auftretenden
Resistenzen gegen Antibiotika,
aber auch bedingt durch die teil-
weise starken Nebenwirkungen
der Antibiotika, finden **Medizinische Probiotika** immer
stärkere Beachtung.

**Mikroben –
Grundlage allen
menschlichen
Lebens**

Es ist höchste Zeit, daß physiologi-
sche Mikrobenpopulationen die
ihnen zustehende Beachtung
finden. Denn der Mensch lebt mit
einer unglaublich großen Zahl
verschiedenster Mikroorganismen
in Symbiose (100 Billionen allein
im Darm). Darüber hinaus haben
Tierexperimente im Rahmen der
Steriltierforschung gezeigt daß
ohne die Anwesenheit physiologischer Mikrobengesellschaften
kein funktionsfähiges Immunsystem
aufgebaut wird und sterile Tiere
in einer normalen, mikrob ell
belebten Umwelt nicht lebensfähig
sind.

**Probiotika –
Immun-
modulation mit
Mikroben**

Unter normalen Verhältnissen sind
die Haut und zahlreiche Schleimhäute von Mensch und Tier billio-
nenfach von Mikroorganismen
besiedelt, was zu ständigen
Trainingseffekten auf das Immunsystem führt. Auf diese Weise
verhindern die symbiontischen
Mikroorganismen Infektionen
durch Krankheitserreger. Ist
dieser Regelmechanismus aus
dem Gleichgewicht geraten, kann
durch Zuführung ausgewählter
physiologischer Keime, also von
Medizinischen Probiotika,
der Zustand der beschriebenen
physiologischen Wechselbezie-
hungen wiederhergestellt werden.

Antibiotika

SPRACHLICHE DEFINITION	**Antibiotika (griechisch: gegen das Leben)**
WIRKSAME SUBSTANZ	**antimikrobielle Stoffwechselprodukte von Bakterien und Pilzen; Sulfonamide**
WIRKUNGSMECHANISMUS	**Bakteriostase oder Bakterizidie**
WIRKUNGSORT	**definiert, z.B. in den Harnwegen, in den oberen Luftwegen; spezifisch für beschriebene Keime**
WIRKUNG AUF DIE PHYSIOLOGISCHE MIKROFLORA	**häufig Magen-/Darmbeschwerden infolge geschädigter Mikroflora**
WIRKUNG AUF DAS IMMUNSYSTEM	**günstigstenfalls keine, oft jedoch initiale Abwehrschwächen**
BEHANDLUNGSDAUER	**5 – 10 Tage**

Probiotika

**Probiotika
(griechisch: für
das Leben)**

**lebende/abgetötete
Mikroorganismen
oder deren Bestandteile**

**Stimulation des Immunsystems
durch Aktivierung der
Makrophagenfunktion,
B- und T-Lymphozyten**

**MIS (Mucosa-Immun-System)
in seiner Gesamtheit;
verschiedenste Mikroben
in unterschiedlicher Lokalisation**

**Unterstützung der physiologischen
Floren durch verbesserte
Abwehrleistungen im Bereich
der Schleimhäute**

**Immunmodulation = regulierender Effekt
bei Immunschwäche wie auch
bei übersteigerter Reaktionslage
(z.B. Allergien)**

bis zu mehreren Monaten

Antibiotika

... BEI LEICHTEN INFEKTIONEN (RHINITIS, GRIPPALE INFEKTE)

nicht indiziert, oft mehr Schaden als Nutzen

... BEI MITTELSCHWEREN INFEKTEN (OTITIS MEDIA, BRONCHITIS, SINUSITIS)

meist nicht zwingend notwendig

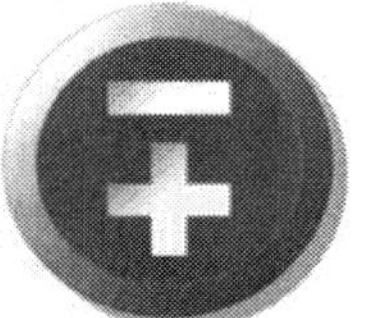

... BEI SCHWEREN INFEKTEN (MENINGITIS, ENZEPHALITIS, PNEUMONIE)

zwingend erforderlich

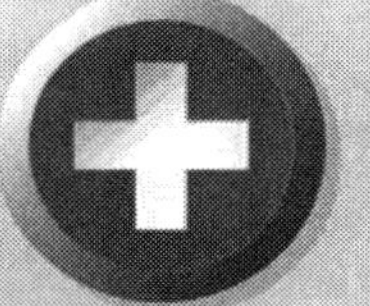

DARÜBER HINAUS...

keine

GRENZEN

zunehmende Resistenzbildung, Virusinfekte

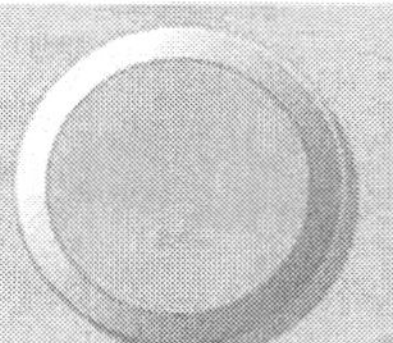

Probiotika

**bakterielle, virale
und mykogene Infektionen**

ideales Einsatzgebiet

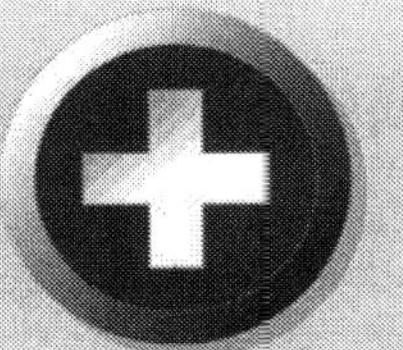

**im überwiegenden
Teil der Fälle befriedigende
Therapieverläufe**

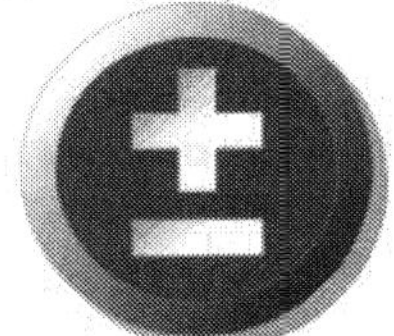

**lediglich als Nachsorge
zur Aktivierung des
Immunsystems einsetzbar**

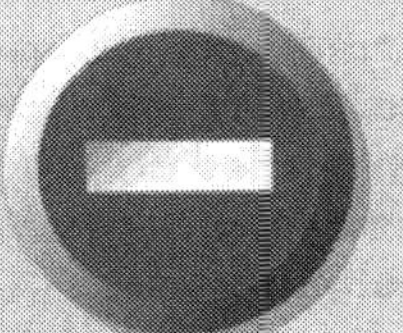

**Neurodermitis, Allergien,
nichtinfektiöse Erkrankungen
des Gastrointestinaltraktes**

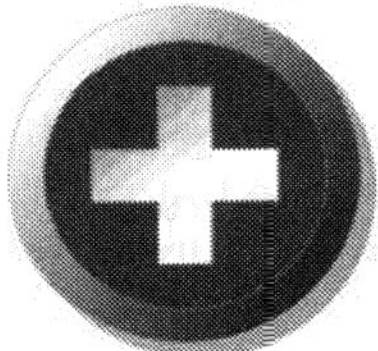

**Selbstheilungskräfte des
Organismus erschöpft**

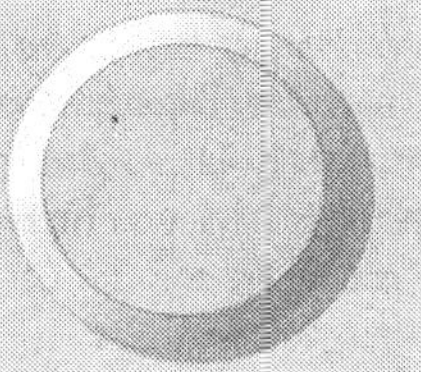

Antibiotika und Probiotika.

Antibiotika

bakteriostatisch
(Sulfonamid, Tetrazykline)
bakteriozid
(Penicilline, Cephalosporine)

Hilfe von außen.
Selbstheilungskraft
gestört.

**Krankheitserregende
Bakterien werden
entweder an der
weiteren Vermehrung
gehindert
oder vernichtet.**

**Mikroflora wird mehr
oder weniger
stark beeinträchtigt.**

Wirkung ist sympto-
matisch. Symptom ist
kuriert. Ursache ist
weiterhin vorhanden.
Rezidive sind
programmiert.

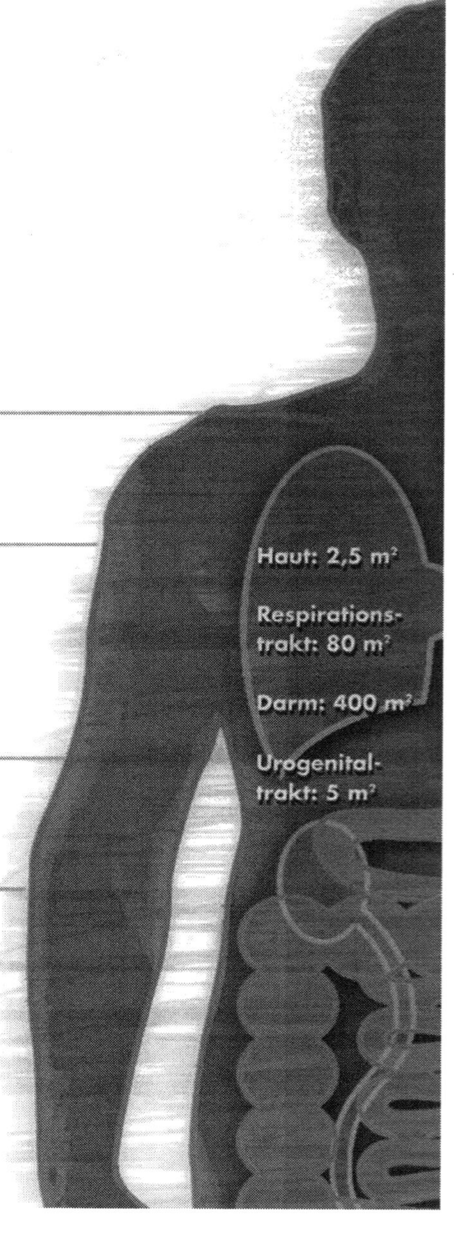

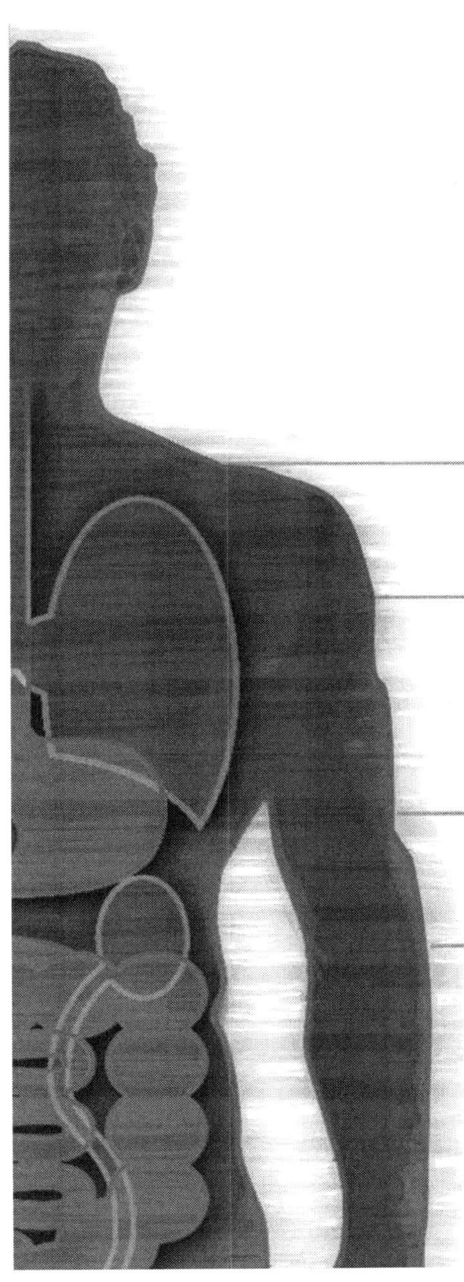

Unterschiede der Wirkungsansätze.

Probiotika

immunmodulierend,
floramodulierend, darmsanierend;
mikrobielle Barriere

Hilfe für innen.
Stärkung der
Selbstheilungskraft.

**Krankheitserreger
werden durch Steigerung
der Abwehr zurückgedrängt.**

**Mikroflora
wird unterstützend
stabilisiert.**

Kausale Wirkung:
Ursache der Krankheit
wird behoben.

Jetzt wird sich sicherlich so manch einer fragen, weshalb ihm das seine Ärzte denn nicht schon längst gesagt haben bzw. wieso vielen Ärzten diese Fakten nicht bekannt sind.

Die Antwort liegt auf der Hand:

Bei der Arbeitsüberlastung, unter der die meisten Ärzte permanent stehen, bleibt ihnen gar nicht die Zeit, um andere Informationen als die ständige Berieselung durch die Pharma-Industrie aufzunehmen. Und die arbeitet bekanntlich profitorientiert.

Dadurch erklärt sich dann auch, weshalb Jahr für Jahr großangelegte Aufklärungsarbeit über die FSME (= Frühsommer-Meningoenzephalitis) geleistet wird, während man die Borreliose mal wieder „vergißt":

Die FSME ist eine ganz spezielle Form von Gehirnhautentzündung, die allerdings ebenfalls von Zecken übertragen werden kann. Wie der Name schon sagt, tritt die FSME allerdings nur **zeitlich** begrenzt auf, nämlich im Frühsommer (während die Borrelien das ganze Jahr über gefährlich sind).
Außerdem ist die Ansteckungsgefahr **räumlich** begrenzt – derzeit auf Endemiegebiete im süddeutschen Raum, mit Ausbreitungstendenz Richtung Norden – während die Borrelien in ganz Europa und in allen anderen Kontinenten auf ihre Opfer lauern.

Nun will ich keineswegs die Gefährlichkeit der FSME herunterspielen – ich frage mich lediglich, warum nicht genausoviel Öffentlichkeitsarbeit im Hinblick auf die Borreliose geleistet wird, die ja auch zu Hirnhautentzündungen (und vielen anderen gefährlichen Erkrankungen: s.o.!) führen kann – nur eben nicht zu dieser speziellen, jahreszeitlich und regional begrenzten Form der FSME.

Die Antwort ist so simpel wie naheliegend:
gegen die FSME gibt es eine Vorbeuge-Impfung – gegen die Borreliose (noch) nicht.

Zwar ist in den USA ein Impfstoff gegen den amerikanischen Borrelien-Typ (Borrelia burgdorferi) entwickelt worden. Gegen die drei unterschiedlichen Borrelien-Typen in Europa dürfte er jedoch nichts ausrichten. Patienten, die diesen US-Impfstoff getestet haben, bemängeln, daß er genau die Borreliose-typischen Symptome als Nebenwirkung auslöst, die man ja durch die Vorbeuge-Impfung vermeiden wollte ...
(Borreliose–Magazin Nr. 5 / Febr. 2001 S. 3)

Allem Anschein nach hat man da wohl wieder einmal den Bock zum Gärtner gemacht.

Im Klartext: an der Angst vor FSME kann man viel Geld verdienen, weil es gegen sie eine Vorbeuge-Impfung gibt.

An der Borreliose kann man viel, viel mehr verdienen, wenn sie falsch oder gar nicht behandelt wird.

Logischerweise hat für Mediziner wie Dr. Richie Shoemaker, die in den Neurotoxinen die Krankheitsursache sehe, die Frage der Antibiotika-Einnahme einen völlig anderen Stellenwert. Für sie bildet die Antibiotika-Behandlung sozusagen erst einmal nur die Voraussetzung für den Beginn der eigentlichen Therapie. Ihr neues Erklärungsmodell geht ja davon aus, daß zur Heilung das Vernichten der Borrelien noch längst nicht ausreicht, weil deren Abfall- bzw. Ausscheidungsprodukte als Biotoxine weiterhin im Körper des Betroffenen verbleiben würden. Diese Neuro- oder Biotoxine erfordern natürlich eine völlig anders geartete Behandlung, weil sie auf Antibiotika nicht ansprechen.

Lipidsenker (2 x 8 g Colestyramin pro Tag über 3 Monate) sollen die Zirkulation der Neurotoxine durch den Körper stoppen, in dem sie die Aufnahme von Fett durch den Darm verhindern. Da sich die Neurotoxine – wie bereits erwähnt – an Fettzellen „anhängen", sollen sie mit diesen gemeinsam ausgeschieden werden.

Prof. Hartmann berichtet, daß bei ihm selber und bei anderen Borreliose-Patienten diese Behandlung zu einer wesentlichen gesundheitlichen Verbesserung geführt habe.
(aus dem o.g. Rundbrief des Borreliose Bund Deutschland e.V. vom 20.8.2002)

Das klingt wahrlich einfach, einleuchtend und überzeugend!

Hat dieser neue Therapie-Ansatz wirklich keinen Haken?

Zunächst einmal stört mich, daß hier immer nur von „Fetten" ganz allgemein gesprochen wird. Ernährungsphysiologisch besteht jedoch ein himmelweiter Unterschied zwischen tierischen und pflanzlichen Fetten!

Mir fallen dazu die neuen Schlankheitsmittelchen ein, die nach demselben Prinzip arbeiten: man kann essen, was man will – das Präparat entzieht der Nahrung die Fettbestandteile – und flugs rückt das Traumgewicht in greifbare Nähe.

Ärgerlicherweise braucht unser Körper jedoch einen gewissen Mindest-Fettgehalt, um bestimmte Vitamine und Mineralstoffe lösen zu können.
Wird das Fett ausgeschieden, gehen auch diese wertvollen Be-standteile der Nahrung dem Körper verloren. Bekanntlich sind pflanzliche Fette (in Ölen, Nüssen etc.) unersetzliche Träger von lebensnotwendigen Vitaminen wie z. B. Vitamin E.

Müßte man da nicht den Käufern ehrlicherweise dazu sagen, daß sie mit dem Präparat einen Freifahrtsschein für Vitamin- und Mi-neralstoff-Mangelerscheinungen erworben haben?

Vor allem aber: gelten diese Bedenken nicht auch für Dr. Shoe-maker's Lipidsenker?

Nun kann man natürlich einwenden, daß man derartige Negativ-konsequenzen und Mangelerscheinungen nach der erforderlichen

Behandlungszeit (angeblich 3 Monate) ja anschließend gezielt wieder ausgleichen könne.
Hauptsache, die krankheitserzeugenden Neurotoxine sind erst einmal dezimiert!

Dem könnte ich zustimmen – wenn es da nicht noch einen Aspekt gäbe, den m.E. Dr. Schoemaker übersieht:

Selbst nach einer vorhergehenden Antibiotika-Behandlung existieren mit Sicherheit noch genügend Borrelien (und andere Krankheitserreger) munter weiter, um sich reichlich zu vermehren —— und neue Neurotoxine zu produzieren.
Außerdem besteht jederzeit und überall die Gefahr einer Neuinfektion (vgl. hierzu: Verbreitungsgrad etc).
Und dann?
Will man jetzt statt 3 Monate lang diese Lipidsenker 6, 9, 12 Monate lang verschreiben? Oder gar ständig und andauernd?

Zum dritten Mal: Watzlawicks „Mehr desselben" kann doch wohl nicht die Lösung sein!

Borreliose bei Tieren

So viel dürfte inzwischen klargeworden sein: Tiere sind mindestens genauso Borreliose-gefährdet wie wir Menschen.

Zwar sollte man meinen, daß vor allem freilebende Tiere noch ein intakteres Immunsystem hätten, das eher alleine mit den Krankheitserregern fertig wird – aber was nützt das, wenn „die Borrelien ständig ihre Struktur verändern (und so) nicht vom Immunsystem erkannt, geortet und vernichtet werden (können)"?
(Krickau/Helfricht S. 69)

Daß der Zeckenbefall z.B. bei Haustieren, die Auslauf im Freien haben, dramatisch zugenommen hat, weiß jeder Tierhalter aus eigener Erfahrung.

Aber da konnte man in den letzten Jahren auch noch andere merkwürdige Beobachtungen machen:
in den 70er Jahren nahmen die Zecken zwar zahlenmäßig rapide zu, stellten aber ansonsten kaum ein Problem dar. Sie ließen sich mühelos entfernen, und nur in Ausnahmefällen entzündete sich die Bißstelle. Deren Juckreiz hielt auch nicht lange an. Nach 1-2 Tagen war sie verheilt und vergessen.

Im Tschernobyl-Jahr tauchten dann plötzlich blaue Zecken auf (statt der bisher grau-braunen) – und neuerdings gibt es seit Sommer 2002 weiße.
Mutationen? Was geht da vor sich?

Jedenfalls fiel mir seit den 80er Jahren auf, daß zunehmend mehr Bißstellen auch den Tieren vom ersten Tag an Probleme machen. Inzwischen entzündet sich fast jeder Zeckenbiß und löst schon nach wenigen Stunden dicke Schwellungen aus, die – samt Juckreiz – tagelang anhalten.

Allein mit der Tatsache, daß natürlich auch meine Tiere immer älter werden, kann das nicht zusammenhängen, denn ich habe in den letzten 25 Jahren ständig mehrere Hunde und Katzen der verschiedensten Altersgruppen gleichzeitig gehalten.
Das Alter scheint im Gegenteil immer weniger eine Rolle zu spielen in Bezug auf Anfälligkeit für massive Krankheitssymptome wie Lähmungen, Schlaganfälle, rheumatische Erkrankungen, Entzündungen etc. Diese treten mittlerweile auch bei Jungtieren immer häufiger auf.

Über mögliche Zusammenhänge mit einer Borreliose konnte mir bislang kein Arzt etwas sagen. Woher auch? Bei Tieren hinkt die Forschung offenbar noch weiter zurück als beim Menschen!

Umweltschützer wissen jedenfalls, daß man schon lange keine Igel mehr antrifft, die nicht mit Zecken übersät wären.

Im Sommer 2000 habe ich ein kleines Rehkitz aus dem Bach vor meinem Haus „geangelt". Offensichtlich war es blind: beide Äuglein dick verquollen und vereitert. Nach der ersten Fütterung habe ich ihm mehr als 30 Zecken aus dem Fell geholt. Als mir auch der 3. hinzugezogene Tierarzt versicherte, daß es langfristig keinerlei Überlebenschance hätte – in Freiheit sowieso nicht, aber auch in keinem Gehege – habe ich mich davon überzeugen lassen, daß es unter diesen Umständen gnädiger sei, es sofort einzuschläfern.

Aufmerksame Leser werden jetzt garantiert einwenden, daß mein Hinweis auf die Zunahme Borreliose-typischer Beschwerden auch bei Tieren einwandfrei meine anfangs geäußerte Vermutung bezüglich eines Zusammenhanges mit Spätfolgen der Polio-Schluckimpfungen widerlegen würden. Mit Sicherheit hat kein Tier jemals eine Polio-Impfung bekommen!

Letzteres ist ohne Zweifel richtig.

Aber schließt das auch aus, daß nicht etliche Tiere sehr wohl auf anderem Weg – z. B. durch mit Polio-Viren verseuchte Gewässer – diese Krankheitserreger aufgenommen haben könnten?

Im übrigen behaupte ich ja auch gar nicht, diese Schluckimpfungen seien der **einzige** Grund für die Zunahme so eigenartiger Krankheitserscheinungen bei Menschen und Tieren.
Daß auch bei unseren Haustieren die Umstellung auf industrialisiertes Fertigfutter zu verheerenden Konsequenzen geführt hat, steht außer Frage.
In Erwägung zu ziehen wäre ferner, ob nicht all die anderen „Schutz"impfungen, Antiwurmmittel, Floh- und Zeckenschutz-Halsbänder, -Sprays und -Shampoos eine ganz ähnliche „Neben"wirkung haben könnten (von sonstigen Medikamenten ganz zu schweigen). Schließlich arbeiten diese ja auch mit bestimmten Nervengiften.

Heutzutage bezweifelt ja auch kein vernünftiger Mensch mehr, daß die extreme Anfälligkeit der Nutztiere – vor allem in der „industrialisierten" Landwirtschaft mit ihrer verantwortungslosen Massentierhaltung –– für diese entsetzlichen Seuchen wie BSE, Maul-und-Klauenseuche u.s.w. nicht nur auf ein nicht mehr artgerechtes Futter und tierquälerische Haltungsbedingungen (ohne Auslauf, frische Luft und Bewegung), sondern auch auf das ständige Verabreichen von Medikamenten (Antibiotika!) und (Wachstums-) Hormonen zurückzuführen ist.

Ich meine daher, daß auch zu Fragen der Tiergesundheit noch lange nicht das letzte Wort gesprochen ist.

Als mein Hund seine letzte Tollwut-Impfung bekam, fragte mich der Tierarzt, ob ich den Hund nicht auch gegen Borreliose impfen lassen wollte. Ich fiel aus allen Wolken: eine Vorbeuge-Impfung für Tiere? Hier in Europa? Die gibt es doch noch gar nicht!

Freundlicherweise überließ mir der Tierarzt Info-Material der Herstellerfirma:

100

„Merilym" – eingetragenes Markenzeichen der Firma Merial GmbH D-85399 Hallbergmoos – „Für Tiere(Hunde) .
Lyme-Borreliose-Impfstoff, inaktiviert, wäßrige Suspension (...)
Anwendungsgebiete: Schutzimpfung gesunder Hunde gegen Lyme-Borreliose (Borrelia burgdorferi).
Nebenwirkungen: Ausnahmsweise können bei sensibilisierten Hunden Überempfindlichkeitsreaktionen auftreten, die symptomatisch zu behandeln sind.
In seltenen Fällen können in den ersten beiden Tagen nach der Impfung geringfügige Reaktionen wie Appetitlosigkeit, geringgradiger Temperaturanstieg und leichte Mattigkeit beobachtet werden.
Lokale Reaktionen an der Injektionsstelle können entweder unmittelbar nach Impfung in Form von Juckreiz oder nach 24 bis 48 Stunden als lokale Schwellung mit einem Durchmesser bis etwa 5 cm auftreten, die sich im allgemeinen innerhalb einer Woche zurückbildet."
(Produkt-Info des Herstellers)

Da kann ich nur sagen: dieser Text ist geschickt gemacht!
Natürlich weiß der Hersteller, daß schon die menschlichen „Versuchskaninchen" in den USA gemerkt haben, daß dieser Impfstoff genau die Symptome hervorrufen kann, vor denen einen eigentlich die Impfung bewahren soll. Also: wie sichert man sich ab?

1. ist der Impfstoff nur für „gesunde" Hunde gedacht. Erkrankt einer nach der Impfung, so war er halt vorher nicht gesund! Basta!
2. reagieren nur „sensibilisierte" Hunde negativ auf diesen Impfstoff. Wer gibt schon gerne zu, daß er einen „sensibilisierten" Hund hat? Das klingt verdächtig nach überempfindlich und verwöhnt. Also hält man lieber seinen Mund, statt sich über den Impfmißerfolg zu beschweren, denn
3. ist ja sowieso alles nur halb so schlimm und geht von alleine vorbei.

Der Tierarzt sah mich nur ungläubig an, als ich ihm erklärte, daß das ein Impfstoff aus den USA sei, der –- wenn überhaupt –- nur Sinn machen würde im dortigen Einsatz gegen den einzige USA-Borrelientyp (burgdorferi) –- daß wir hier in Europa aber noch ganz andere Borrelientypen haben, auf die dieser Impfstoff ja gar nicht abgestimmt sein kann.

Also habe ich dem guten, ahnungslosen Mann die Seite 122 aus Krickau/Helfricht kopiert, das Titel- und Deckblatt ebenso, damit er sieht, daß ein Mediziner das Buch geschrieben hat (und nicht so ein Ketzer wie ich):

Merylim: „Achtung! Der Impfstoff ist der gleiche wie in den USA und wirkt nur gegen die eine in den USA vorkommende Borrelien-Spezies namens Borrelia burgdorferi. In Europa treten jedoch weitere Formen der Borrelia auf, mitunter sogar gemeinsam in einer Zecke, gegen die dieser Impfstoff keine Wirksamkeit besitzen dürfte."(a.a.O.S.122)

Hat jetzt noch irgendjemand Zweifel an meiner These, daß für die Pharma-Industrie Profit wichtiger ist als Fairneß und Verantwortung?

Hauptteil: Naturheilkundliche Borreliose-Therapie

1. Auf der Suche nach einem eigenen Therapiekonzept

Meine Ausgangssituation

Auf der Rückfahrt vom Krankenhaus stellte ich irritiert fest, daß ich nicht mehr richtig sehen konnte. Ich hatte mich riesig auf meine geliebten Berge, Wälder und Felder gefreut nach all den tristen Krankenhaustagen. Und jetzt?

Schock: lauter grau-in-grau verschwommene Konturen.
Ich führte das auf die Medikamente zurück (Tetrazepan zur Muskelentkrampfung, das ich zum Glück trotz meiner Allergieneigung vertragen hatte. Ich war am Einlieferungstag zu feige und zu apathisch gewesen, um rundweg alle Medikamente abzulehnen) oder auf die Tatsache, daß meine Augen ja nun geraume Zeit ausschließlich „Zimmerentfernung" zu sehen bekommen hatten. Sie würden sich schon wieder umstellen!

Leider war das nicht der Fall.

Mir fielen zwar Schwankungen auf zwischen schlechtem und sehr schlechtem Sehen – aber das war's denn auch. Da konnte auch kein Augenarzt helfen: sollte er mir 5 verschiedene Brillengläser, passend zu dem jeweiligen Sehvermögen verschreiben?

Fatalerweise hatte ich mich in kurzer Zeit auch an dieses Handicap so gewöhnt, daß es mir kaum noch bewußt war.

Zu Hause stellten sich nämlich Unmengen von anderen Problemen heraus, die ich im Krankenhaus gar nicht bemerkt hatte. Zur Patienten-Rolle gehört ja immer eine gewisse Hilflosigkeit — und die meisten Anforderungen des Alltags werden einem bei einem stationären Aufenthalt ohnehin vom Personal abgenommen. Was wirklich mit einem los ist, spürt man daher viel stärker in der gewohnten Umgebung zu Hause.

Bei mir hieß das konkret: ich hatte enorme Koordinationsstörungen. Permanent stieß ich irgendwo an, stolperte über irgendetwas, warf etwas herunter, mir fiel alles mögliche, selbst federleichte Teile, dauernd aus der Hand und eine Fehlleistung folgte der andern. Ich konnte die simpelsten Arbeitsgänge nicht mehr vernünftig koordinieren. Hinzu kamen fatale Konzentrations- und Gedächtnisstörungen. Beim Kaffeekochen vergaß ich, den Tauchsieder einzuschalten oder das Kaffeemehl einzufüllen, der Zucker für den Tee wanderte in den Aschenbecher, die Zigarettenasche in den Milchgießer...

Das klingt jetzt für einen, der das nicht selber erlebt hat, vielleicht sehr witzig. Wenn man aber selber pausenlos und unfreiwillig in diesem Stil eine Charlie-Chaplin-Nummer nach der anderen bringt, ist das überhaupt nicht mehr lustig. Im Gegenteil: man schämt sich zu Tode, zweifelt an sich selber und traut sich bald überhaupt nichts mehr zu. Denn je krampfhafter man sich bemüht, diesmal alles richtig und ordentlich zu machen, desto krasser geht's daneben. Streß verschlimmert diese Symptome nur noch mehr.

Wer noch nie Minderwertigkeitskomplexe gehabt hat, bekommt spätestens jetzt welche!

In dieser Phase habe ich dem Himmel gedankt, daß ich alleine in meinem Häuschen lebe. Das machte zwar anfangs enorme Schwierigkeiten, als ich mich kaum bewegen konnte. Diverse Arbeiten lassen sich nun mal auf Krücken nicht erledigen. Also fiel z.B. das Holzhacken aus, dafür wurde ofenfertig geschnittenes Holz bestellt u.s.w.

Unter dem Zwang der Notwendigkeit besserte sich meine Beweglichkeit wenigstens so weit, daß ich alles, was unbedingt sein mußte, mit Hilfe meiner Krücken schaffen konnte.

Nur diese beängstigenden Fehlleistungen blieben.

Oft ging mir in dieser Zeit durch den Kopf, daß ich nicht wissen möchte, was andere, die an denselben Symptomen leiden, in solchen Phasen von ihren lieben Mitmenschen zu hören bekommen: „Reiß dich doch mal zusammen! Was machst du denn da schon wieder? Kannst du nicht aufpassen? Wie dämlich bist du denn eigentlich?" u.s.w. u.s.w.

Das ist es ja gerade: man kann diesen Irrsinn nicht steuern, darin liegt ja genau das Problem! Aber das versteht natürlich keiner „von außen", der so etwas nie mitgemacht hat. Außerdem war man ja vor der Erkrankung „normal". Folglich erwartet jeder, daß nach dem Abklingen der äußerlichen Beschwerden auch das Gesamtverhalten sich wieder normalisiert. Einem „richtig Kranken" sieht man so manches Mißgeschick nach, aber wenn es einem besser geht, und der „stellt sich immer noch so an", dann ist das ein Simulant, ein Drückeberger, Hypochonder und Schauspieler!

Ich kann mir ganz gut vorstellen, was sich da für Dramen und Tragödien in vielen Familien abspielen!

Als ich mir beim Besuch meiner Verwandten kochendes Kaffeewasser über die Hand (statt in den Kaffeefilter) goß und keinerlei Schmerz verspürte, dämmerte mir endgültig, daß irgendetwas mit meinem Nervensystem nicht in Ordnung war.

Wie diese ständige Taubheit in Armen und Beinen mit permanenten Schmerzen in Muskeln und Gelenken zusammenpaßt, ist mir bis heute ein Rätsel.

Einerseits signalisierten die Nerven Schmerzen, wo es keine medizinisch ersichtliche Ursache für sie gab – während sie andererseits „reale" Schmerzen völlig ignorierten.

Erst im Rahmen meiner Informationssammlung erfuhr ich, daß gerade diese Unzahl von völlig „unmöglichen" Fehlleistungen typisch für eine (meist schon chronisch gewordene) Borreliose ist.

Mir fiel ein Stein vom Herzen! Dann ließe sich doch sicherlich etwas dagegen tun. Die Vorstellung, den Rest meines Lebens wie ein Trottel herumzulaufen, war beängstigend und deprimierend zugleich. Wenn aber diese Bakterien der Auslöser waren, dann mußte es einen Weg geben, um mit ihnen fertigzuwerden.

Nur: gewußt wie?

Da saß ich also nun reichlich ratlos daheim –- mit meinen schönen, neuen knallroten Krücken. Und nun?

Meine Motivation

Rückblickend habe ich mich oft gefragt, ob nicht meine wilde Entschlossenheit, diese vermaledeite Krankheit zu besiegen, die wichtigste Grundvoraussetzung für meine späteren Erfolge war.

Ich hatte ein klares Ziel vor Augen. Ich wußte, warum und wozu ich diese Schmerzen und das ganze Leiden loswerden mußte. Mir ging es gar nicht so sehr darum, selber endlich wieder ein angenehmeres Leben führen zu können. Ich fürchte, dafür alleine hätte ich nicht so viel Kraft und Energie aufgebracht und auch noch die allerletzten Reserven mobilisiert.
Der Mensch ist ein Gewöhnungstier. Von Kindheit an gewöhnen wir uns an so viel Unangenehmes. Außerdem stumpft Leiden ab – und Apathie, Resignation und Fatalismus sind ja gerade typische Nebenprodukte der Borreliose.

Nein, meine Motivation sah anders aus.

Da war zum einen mein Hund. Ein Riesenschnauzer: lieb, albern und verspielt. Er muß laufen, laufen, laufen! Wenn ich nicht mehr mit ihm herumtoben und stundenlang durch die Wälder ziehen könnte, müßte ich ihn abgeben. Das aber hätte mir das Herz gebrochen.

Dann war da ja mein winziges, altes, urgemütliches Eifelhäuschen auf dem Land. Ich hätte es wieder verkaufen müssen, wenn ich nicht wenigstens die wichtigsten anfallenden Arbeiten in Haus und Garten selber erledigen könnte.

Vor allem aber war da mein neues Hobby: seit Jahren hatte ich begonnen, in meiner neuen Wahlheimat, diesem herrlichen, uralten Keltenland zwischen Eifel und Ardennen, vor- und frühgeschichtliche Siedlungsplätze, Ringwallanlagen, Menhire und Kultplätze zu „sammeln". In mühseliger (und kosten- und zeitaufwendiger) Kleinarbeit hatte ich mir eine umfangreiche Fotodokumentation und eine gutsortierte Fachbibliothek zusammengetragen, um daraus eines Tages ein eigenes Buch zu machen. Das sollte und durfte doch jetzt nicht alles vergeblich gewesen sein wegen dieser ekelhaften Krankheit!

Diese Arbeit wollte, ja mußte ich weiterführen!

Nicht nur, weil das die schönste Beschäftigung und Aufgabe war, die ich mir je gestellt hatte, sondern vor allem, weil es für viele Dinge dieser Art buchstäblich 5 vor 12 ist: wenn sie jetzt nicht gesammelt, archiviert und dokumentiert werden, geraten sie unwiderruflich in Vergessenheit und werden desto leichter dann aus Unwissenheit zerstört.

Um das zu verhindern, mußte ich meine Arbeit fortsetzen können – und dazu mußte ich unbedingt wieder gesund werden. Und zwar auf Dauer!

Akupunktur und Homöopathie

In meiner Hilflosigkeit klapperte ich alle Ärzte in der Umgebung ab, von denen es hieß, sie würden weitgehend naturheilkundlich behandeln.

Dadurch fand ich immerhin einen Arzt, der mir Akupunktur-Nadeln gegen die Lähmung und die Schmerzen setzte und mir Sulfur C 200 und Bryonia C 200 verschrieb.

So konnte ich endlich schon nach wenigen Tagen meine Krücken, die 4 Wochen lang meine unentbehrlichen Helfer und Begleiter gewesen waren, beiseitelegen.

Trotzdem hatte ich sie noch monatelang ständig griffbereit im Auto liegen. Die Angst saß tief, das Drama könnte erneut von vorn beginnen. Vielleicht bin ich ja auch abergläubisch und hoffte, den „Ernstfall" verhindern zu können, in dem ich jederzeit für ihn gerüstet war.

Im übrigen bestanden aber auch sämtliche „Naturheilkundler" auf der Einnahme von Antibiotika – trotz meiner Allergieneigung. Am meisten irritierte mich, daß mir jeder ein anderes Präparat verschrieb und mir gleichzeitig versicherte, dies sei das einzig für Allergiker gut geeignete Mittel.

Nun habe ich mir seit langem angewöhnt, Apotheker unter Vorlage meiner Allergie-Pässe um Rat zu fragen, bevor ich ein Rezept „einlöse". Zum Glück habe ich in der Nachbarstadt Neuerburg eine kompetente und immer hilfsbereite Apothekerfamilie gefunden.

Als ich eines Tages jedoch in meinem Heimatdorf mitbekam, wie ein Apotheker den Arzt anrief, der eines dieser angeblich gut verträglichen Antibiotika verschrieben hatte, und ihn fragte, ob er den Verstand verloren hätte, einem Allergiker dieses Präparat zu verordnen – in meinem Fall käme doch wohl nur ...irgendein anderes Präparat in Frage –– da riß mir der Geduldsfaden.

Hatte ich vorher noch gezögert und mich gefragt, ob ich nicht aus Angst vor einem möglichen Allergieschock den effektivsten Weg zur Heilung mir selber verbauen würde, so war ich mir jetzt sicher: dieses Risiko wollte ich nicht eingehen.

Ich habe alle Antibiotika-Rezepte in den Ofen geworfen.

Mein Entschluß stand fest:
ich wollte ohne diese Chemie wieder gesund werden, für die außerdem bekanntlich Jahr für Jahr Tausende von Tieren in den Versuchslabors gequält werden.

Ich würde einen Weg finden!

Homöopathie und Bachblüten

Da ich von den Schulmedizinern keinerlei Hilfe mehr erwartete, suchte ich einen Heilpraktiker auf.

Dessen Vorgehensweise, auch bei einer Borreliose mit Hilfe von Puls- und Irisdiagnose die akuten Schwachstellen im Körper aufzuspüren und diese mit homöopathischen Mitteln zu behandeln, gefiel mir.

Er stellte bei mir Störungen im Lymphsystem und Bindegewebsschwäche fest. Dem entsprechend verordnete er bestimmte homöopathische Mittel.

Als ich nach vierwöchiger Einnahme keinerlei Veränderung bemerkte, setzte ich sie wieder ab.

Heute weiß ich, daß diese Zeitspanne erheblich zu kurz bemessen war.

Trotzdem brachte dieser Fehlversuch für mich etwas Gutes:
die Einnahme dieser Tropfen erinnerte mich daran, daß ich in früheren Zeiten sehr gute Erfahrungen mit den **Bach-Blüten-Essenzen** gemacht hatte.

Diese Blütenessenzen sind Anfang des 20. Jahrhunderts von dem englischen Arzt Edward Bach entwickelt worden.
Ihr Name stammt also von ihrem Entdecker und hat nichts mit Bachwasser zu tun. Nach einem ganz bestimmten, ebenfalls von Edward Bach entwickelten Verfahren werden diese Essenzen (bis auf wenige Ausnahmen) aus Blüten oder Blättern von Blumen, Bäumen und Kräutern gewonnen.

Das Besondere – und für meine Einschätzung Geniale – an Bach's Konzeption ist, daß er nicht wie andere Mediziner seine Behandlung an den Symptomen, sondern an deren **Ursachen** orientiert.

Bekanntlich reagiert jeder Mensch anders auf durchaus ähnliche Reize:
Der eine bekommt bei Enttäuschungen, Wut, Frust und Streß Kopfschmerzen, der andere Magenschmerzen und ein dritter Kreislaufprobleme oder Hautausschlag oder sonst etwas.

Bach vertrat den Standpunkt, daß es völlig verfehlt sei, nur diese Symptome zu behandeln, denn damit würde bestenfalls das Symptom verschoben, so lange die dem Symptom zugrunde liegende Ursache nicht behoben sei.
Es nutze dem Kranken wenig, wenn er zwar seine Kopfschmerzen los sei, dafür aber jetzt z.B. unter Magenproblemen leide.

Deswegen sei es unerläßlich, das den Symptomen ursächlich zugrundeliegende Problem zu behandeln, also Angst, Wut, Trauer, Enttäuschung, Einsamkeit, Verzweiflung, Mutlosigkeit, Selbstzweifel, Minderwertigkeitsgefühle u.s.w.

In jahrzehntelangen Selbstversuchen hat Edward Bach 38 Essenzen zusammengestellt, die er ganz bestimmten Seelenzuständen und Gemütsverfassungen zugeordnet hat.

Damit war er der Schulmedizin seiner Zeit um weit mehr als nur um ein Jahrhundert voraus – was dazu führte, daß ihm, der zuvor ein angesehener Mediziner war, die Approbation als Arzt entzogen wurde.

Edward Bach ließ sich auch davon nicht beirren. Sein Lebensziel war es, ein Behandlungssystem zu finden, mit dessen Hilfe sich jeder selber heilen könnte – und zwar ohne gigantische Unkosten.

Da diese Bach-Blütenessenzen keinerlei Nebenwirkungen erzeugen und weder bei einer „Überdosierung" noch bei einer „Fehldiagnose" irgendwelche Schäden anrichten, kann man sie mit recht als eine regelrechte „Volksapotheke" bezeichnen. Genau so waren sie von Edward Bach gedacht.

All dies fiel mir wieder ein während meines ergebnislosen Homöopathie-Experimentes.

Also beschloß ich, zunächst einmal mit der Einnahme von „Crap Apple" zu beginnen, weil ich gelesen hatte, daß diese Essenz am stärksten auf der körperlichen Ebene wirkt, in dem sie dem Körper hilft, Schadstoffe abzubauen und auszuscheiden.
Damit konnte ich ja wohl auf keinen Fall etwas verkehrt machen.
Schade fand ich, daß ich nicht schon eher an diese Bach-Blütenessenzen gedacht hatte. Nach dem Auftreten der Lähmung hätten mir die Notfalltropfen „Rescue Remedy" gegen Schockerlebnisse aller Art bestimmt gut getan!

Früher hatte ich mir „meine" Blütenessenzen rein intuitiv ausgesucht und erst danach in den Büchern (s. Literaturverzeichnis) nachgelesen, wann, wofür und wogegen sie eingesetzt werden sollten.

Jedesmal hatte ich den Eindruck gehabt, einen Volltreffer gelandet zu haben. Die Beschreibung der ausgewählten Essenz traf immer den Nagel auf den Kopf und spiegelte exakt mein momentanes Problem wieder.
Der Behandlungserfolg hatte jedesmal die Richtigkeit der Auswahl bestätigt.

Diesmal lief alles anders: ich geriet an lauter Essenzen, die alle etwas mit Stärkung der Ichkräfte zu tun hatten, mit Mutlosigkeit und Selbstzweifeln, mit Versagensängsten und Minderwertigkeitsgefühlen.

Ich war wie vor den Kopf geschlagen. Das hatte doch alles überhaupt nichts mit mir zu tun! – meinte ich.
Ließen mich denn ausgerechnet jetzt auch noch die Bach-Blüten im Stich? Das waren doch alles Problemfelder, die weltenweit von mir weg lagen. Ich wollte doch nur meine Borreliose heilen und nicht Seelenklemptner spielen!

Enttäuscht und irritiert verbannte ich den Rest meiner Bach-Blüten-Sammlung in die hinterste Schrankecke.

Ich hatte zu der Zeit weder begriffen, was mit mir wirklich los war, noch war mir klar, was die Borreliose tatsächlich alles bei ihren Opfern anrichten kann.

Trotzdem: mit „Crap Apple" war ein winzig kleiner Anfang in Richtung Eigentherapie gemacht.

Basis-Therapie

Ich beschloß, eine Art Schlachtplan zu entwerfen.

Wenn ich die Lähmung dank Akupunktur und eisernem Training überwunden hatte, würde ich den Rest auch noch schaffen können, sagte ich mir.

Meine erste Überlegung war diese:
mein Körper hatte ja unübersehbar derzeit nicht genug Kraft, um die Borrelien in Schach zu halten.
Folglich müßte ich jetzt zweierlei tun:
1. meinem Organismus jede weitere, unnötige Belastung ersparen und 2. mein Immunsystem stärken.

Oder, einfacher formuliert: alles, was zu meinem Wohlbefinden beitragen könnte, war jetzt willkommen – und alles, was Streß auslösend wirkt, mußte ich meiden wie der Teufel das Weihwasser.

Gesagt – getan.

Ernährungsumstellung

Als erstes beschloß ich, meine immer schon gehegten guten Vorsätze bezüglich einer Vollwert-Ernährung nun endlich in die Tat umzusetzen.
Ab sofort wurden Lebensmittel nur noch in Bio-Läden und Reform-Häusern eingekauft. Der ganze Billigkram aus den Supermärkten wie Industriezucker, -salz und -mehl wanderten in die Mülltonne, weil sie selber keinerlei wertvolle Nährstoffe mehr enthalten, sondern dem Körper sogar noch solche entziehen.

Jetzt konnte ich mir so etwas Unvernünftiges nicht mehr leisten. Da nahm ich lieber einen höheren Preis für bessere Qualität in kauf!

Zu meiner Überraschung stellte ich fest, daß mein Lebensunterhalt dadurch nicht teurer wurde, weil Vollwert-Ware einen viel höheren Sättigungswert hat. Wenn ich z.B. als Zwischenmahlzeit normale Butterkekse knabberte, konnte ich eine ganze Packung davon verdrücken, bevor ich mich gesättigt fühlte. Bei den Vollkornkeksen reichten 4 - 5 Stück für denselben Effekt.

Außerdem verlagert sich der Appetit interessanterweise immer mehr in Richtung auf gesunde Nahrung, je mehr Gesundes man ißt! So wurde bald auch meine geliebte Schokolade durch Nüsse ersetzt (na ja, bis es mir wieder so gut ging, daß ich meinte, mir kleine Schokoladensünden leisten zu können).

In den ersten Wochen habe ich zusätzlich noch Nahrungsergänzungsmittel eingesetzt vor lauter Angst und Sorge, gesunde Ernährung könnte vielleicht doch nicht reichen. Es hat sich ja herumgesprochen, daß Brot, Obst und Gemüse längst nicht mehr so viele Nährstoffe enthalten wie in früheren Zeiten. Das Geld für Vitamin-, Magnesium- und Calcium-Brausetabletten hätte ich mir sparen können! Je länger ich mich mit Ernährungsfragen beschäftigte, desto öfter stieß ich auf den Hinweis, daß künstliche Vitamine und Mineralstoffe längst nicht so gut vom Körper akzeptiert werden wie natürliche.

Dadurch wurde mir auch klar, daß der neueste Hit aus USA, **„functional food"** genannt, mit Sicherheit nicht „das Gelbe vom Ei" sein kann. Was für ein erschreckender Irrsinn: Nachdem man Jahrzehnte lang systematisch Luft, Boden, Wasser und landwirtschaftliche Produkte mit Schadstoffen verseucht und uns Mangel- und Fehlernährung im „fast food"-Stil von Mc Donald und Konsorten verkauft hat, rollt nun also die große „Gesund-Ernährungswelle" aus den USA heran:
Genmanipulierte Lebensmittel, die mit **künstlichen** Nährstoffen (Vitaminen, Mineral- und Ballaststoffen) aus der Chemoindustrie angereichert sind.

Das nenne ich Logik: erst zwingt man die Landwirte, Grund und Boden mit Chemie zu vergiften – und dann setzt man per Chemie den Lebensmitteln künstlich die Stoffe zu, die die Pflanzen alleine längst nicht mehr in ausreichenden Mengen produzieren können. Watzlawick würde dazu sagen ...

Wieder einmal bleibt als Gewinner unterm Strich nur die Chemische Industrie übrig.

Für mich steht fest: wir können die Natur nicht verbessern. Unser Problemlösungsweg muß in die entgegengesetzte Richtung führen: zurück zu gesunden, natürlichen und naturbelassenen Lebensmitteln – ganz abgesehen davon, daß derartige „functional food" enorme Gefahren und Risiken birgt. An Stelle von Mineralstoffen und Vitaminen kann man den Lebensmitteln genauso gut auch Medikamente, Hormone, Spurenelemente, Impfstoffe etc. beifügen. Schwarzmalerei? Schön wär's!

„Wenn es nach dem amerikanischen Biologen Charles Arntzen vom Boyce Thompson Institut for Plant Research an der Cornell Universität in Ithaka / New York geht, dann werden Kinder in Afrika demnächst mittels einer Banane geimpft. Genetisch verändert,

steril verpackt und von Kindern gern gegessen – das ideale Medium."
(aus: Spezialreport Gesund essen und genießen, S. 7, Frühjahr 2003)
Herausgeberin: Dr. Karin Schott, Jossastr.5 in 36323 Grebenau

Kann nicht irgend jemand mal eine aktualisierte Neufassung von Orwell's „1984" schreiben?!

Ehrlicherweise muß ich zu meiner Schande gestehen, daß ich trotz meiner wilden Entschlossenheit, von nun an ganz gesund zu leben, jedoch nicht bereit war, auf meine selbstgedrehten Zigaretten zu verzichten.
Vielleicht war das eine Art Trotzreaktion gegen all die gutgemeinten Predigten, jetzt müsse ich aber ganz bestimmt endlich mit Rauchen aufhören. Für mich war das Rauchen mit einem Gefühl von „Es geht mir gut" verbunden, weil ich jegliches Interesse an Nikotin verlor, wenn es mir schlecht ging. Wenn die Schmerzattacken einsetzten, schmeckte mir keine Zigarette mehr und das Bedürfnis nach Nikotin verschwand völlig. Ich weiß bis heute nicht, warum das so ist.

Mit Alkohol erging es mir übrigens generell genauso (also nicht nur in den Schmerzphasen): selbst kleinste Mengen verursachten mir umgehend so viel Kopfschmerzen und Übelkeit, daß ich tunlichst jeden Anlaß zum Mittrinken vermied.

Auch der Gedanke an Süßigkeiten und andere Dinge, die ich sonst gerne aß, widerte mich an, sobald die Schmerzen einsetzten. Auf eine mir unerklärliche Weise verkehren die Borrelien offenbar alles ins Gegenteil. So fiel mir z.B. auf, daß mich Kaffeetrinken sofort entsetzlich müde machte, während man ja sonst vom Kaffe zumindest eine vorübergehend wachmachende Wirkung erwartet.

Immer wieder ging mir durch den Kopf, daß die Borrelien regelrecht drogenähnlich funktionieren. Offenbar polen sie irgendwie den gesamten Menschen um.

Ich wüßte zu gern, wie sie das bewerkstelligen und woher das kommt!?

Als nächstes verordnete ich mir jede Menge Multi-Vitaminsaft, mindestens eine ganze Flasche pro Tag. Später kamen noch dunkler Traubensaft und rote Beete hinzu, nachdem ich im Borreliose-Magazin Nr. 5 / 2001 S. 20 + Nr. 6 / 2002 S. 36 gelesen hatte, daß Eisen „Gift" für die Borrelien sei. Zwar weiß man offiziell noch nicht, ob und wie man diese Tatsache für Therapiezwecke nutzen kann, aber das war mir egal: schaden konnte mein Versuch ja auf keinen Fall, und mir war einfach jedes Mittel recht, was den Borrelien den Aufenthalt in meinem Körper verleiden könnte!

Kaffee und schwarzen Tee ersetzte ich weitgehend durch grünen Tee, weil der gesünder sein soll.
Darüber hinaus trichterte ich mir so viel Mineralwasser wie möglich ein in der Hoffnung, daß ich damit meinem Körper das Ausscheiden von Giftstoffen erleichtern würde. Außerdem hatte ich irgendwo gelesen, daß selbst krasse Alzheimer-Symptome bei älteren Menschen innerhalb weniger Monate verschwunden wären, nachdem man ihnen täglich bis zu 3 l Mineralwasser verabreicht hatte.

Bei einem meiner Ärzte hing ein älterer Zeitungsartikel aus, in dem vor bestimmten Mineralwassersorten gewarnt wurde, weil sie radioaktiv verseucht seien. Man weiß wirklich bald nicht mehr, was man überhaupt noch guten Gewissens kaufen kann!
Also habe ich mir mein Wasser selber aus einer noch intakten, uralten Heilquelle bei der Helzer-Klaus in Nord-Luxemburg geholt, so bald ich wieder so weite Strecken fahren konnte.
Schlechter als das gekaufte Wasser war das bestimmt nicht.

Schon vor Jahren hatte ich von einem Wissenschaftler gelesen, Linus Pauling, der die Ansicht vertrat, man könne alle Krankheiten (bis hin zu Krebs!) mit großen Mengen von Vitamin C heilen.
Ein belgischer Arzt hatte dieses Verfahren mit einer regelmäßigen Einnahme von Heilerde kombiniert.
Seine Methode finde ich ebenso einfach wie genial:
mit der hohen Vitamin-C-Dosierung kurbelt er die Selbstheilungs-kräfte des Immunsystems an, während die Heilerde dem Orga-nismus hilft, Schadstoffe auszuscheiden und die Darmflora zu sanieren.
Von einer Luxemburger Freundin hörte ich, daß ihm daraufhin wegen seiner zwar überaus erfolgreichen(!) angeblichen „Kurpfu-scherei" die Arzt-Lizenz entzogen worden sei.

Ich dachte mir jedenfalls, daß ein Arzt, der seine gesamte Exis-tenz aufs Spiel setzt für eine solche Außenseiter-Therapie, garan-tiert weiß, was er tut.

Also nahm ich auch Heilerde und mengenweise Vitamin C in mei-nen Tagesplan auf.

Wenn ich ohnehin schon beim Einrühren war, habe ich meinen Getränken auch noch Kieselerde-Pulver beigemischt. Mir war seit geraumer Zeit aufgefallen, daß meine Nägel brüchig wurden.

Erst bei den Manuskriptarbeiten für dieses Buch habe ich ge-merkt, was für ein Glückstreffer gerade diese Einnahme von Kie-selerde war.
Ich kannte bislang ja nur ihre positive Wirkung auf „Haut, Haare, Nägel" und die Knochenstabilität.
Durch das Urania-Heft von Karola Berger „Gesundheit und straf-fes Gewebe durch Silicium" (= Kieselerde) erfuhr ich, daß Silici-um „die Widerstandskraft des Immunsystems steigert, die Lernfä-higkeit verbessert und das Selbstvertrauen stärkt! Es schützt vor Bluthochdruck, Osteoporose, Arteriosklerose, Erschöpfung und vorzeitigem Altern! Ebenso hilft es bei Hautkrankheiten, Entzün-dungen, Schlafstörungen, Erkältungen, Rheuma, Streß und Ner-vosität." (Buchrückentext)

Da hatte ich also ganz unbeabsichtigt einen wahren Goldschatz für Borreliose-Kranke gefunden! Deswegen meine ich, daß **Kieselerde** zukünftig in keinem Borreliose-Therapieplan fehlen sollte!

In einem Reformhaus erklärte man mir, der Körper könne Kieselerde-Gel besser aufnehmen und verarbeiten als das Kieselerde-Pulver. Allerdings sind die Gel-Flaschen erheblich teurer.

Aufgrund meiner Heil- und Kieselerde-Mixturen sieht jedes Trinkgefäß, sobald ich es in Gebrauch nehme, aus, also ob ich es sechs Wochen nicht gespült hätte. Oft hab ich mich deswegen geschämt, wenn überraschender Besuch kam und ich wieder einmal vergessen hatte, meinen „Kalkeimer" schnell genug verschwinden zu lassen.

Trotzdem reichere ich bis auf den heutigen Tag nahezu jedes kalte Getränk mit dieser Mischung aus Heil- und Kieselerde an. Diese gute Gewohnheit will ich für den Rest meines Lebens beibehalten.

Schadstoffvermeidung

Bei den Kosmetik- und Reinigungsmitteln wurde jetzt ebenfalls gnadenlos aufgeräumt. Auch in diesem Bereich hatte ich bisher – entgegen besseren Wissens – immer das Billigste gekauft, damit ich Geld für meine Hobbies (Fotografie und geschichtliche Fachbücher) übrigbehielt.

Angeregt durch Hulda R. Clark's Buch „Heilung ist möglich", bahnte sich auch auf diesem Gebiet bei mir eine völlig neue Einstellung an: was nutzte mir die größte Geldersparnis, wenn ich dabei meine Gesundheit zu Grabe trug?
(Näheres zu dem Buch von Hulda R. Clark findet sich in dem Kapitel über ihren „Parasiten-Zapper")

Statt ausschließlich auf die Preis- und Mengenangaben zu achten, studierte ich jetzt also eifrig die Herstellerangaben über die Inhaltsstoffe.
Nur Teile, die den Anforderungen von Umweltverträglichkeit gerecht wurden, wanderten in Zukunft in meinen Einkaufswagen.

Sämtliche Kosmetik-Billigprodukte vertraute ich ebenfalls der Mülltonne an. Eigentlich hatte ich ja schon lange gewußt, daß sie nur scheinbar hilfreich sind. Sie **geben** der Haut die Feuchtigkeit, die diese braucht – vorübergehend – anstatt sie zu besserer Eigenproduktion von Feuchtigkeit anzuregen. Dadurch verliert jedoch die Haut immer mehr die Fähigkeit, ihre natürliche Feuchtigkeit zu erhalten. Im Endeffekt trocknen diese Billigprodukte also die Haut nur zusätzlich aus und helfen ihr, noch schneller zu altern. Je länger man sie anwendet, desto mehr braucht man davon. Am krassesten fällt dies bei den Lippenschutzstiften auf. Hat man sie erst einmal eine Weile benutzt, geht es bald gar nicht mehr ohne sie. So verschafft sich die Chemo-Industrie ihre Kund(inn)en fürs Leben!

Was für ein Unterschied war es, statt dessen tierversuchsfreie Kosmetika auf rein pflanzlicher Basis zu verwenden! Sicherlich trug mein gutes Gewissen, weil ich jetzt nicht mehr aus falsch verstandener Sparsamkeit unbeabsichtigt und gegen meine eigentlichen Überzeugungen diese widerlichen Tierversuche unterstützte, mit dazu bei, daß selbst so eine banale Handlung wie das Eincremen für mich zum Genuß und zum Erlebnis wurde!

Zum ersten Mal in meinem Leben war mir meine eigene Gesundheit wirklich etwas wert. Ich konnte und wollte mir keine zusätzlichen Schadstoffe mehr leisten; mir ging es schon dreckig genug!

Mein „Wellness"-Wohlfühlprogramm

Mit dieser neuen Einstellung nahm ich eine ganze Reihe weiterer Verbesserungen in Angriff.

Wegen der Rücken-/Gelenk- und Muskelschmerzen hatte ich meine uralte Liegecouch endlich gegen ein ordentliches Bett mit orthopädischer Matratze ausgetauscht und alle Sitzgelegenheiten in Haus und Auto mit Keilkissen oder diesen aufblasbaren Sitzkissen ausgestattet.

Mit meinen lädierten Muskeln und Gelenken spürte ich deren Wirkung sofort: was für eine Wohltat! Endlich konnte ich wieder schmerzfrei sitzen und mich ohne Beschwerden aus dem Sitzen oder Liegen aufrichten! Wenn mir jemand erzählt hätte, was für ein Segen so eine Polsterung für die Bandscheiben und Gelenke darstellt – ich hätte es nicht geglaubt.
Diese Wirkung am eigenen, gepeinigten Leib selber erfahren zu haben, war eine ganz andere Sache!

Warum nur hatte ich mit all diesen guten Ideen nicht viel früher ernstgemacht? Vielleicht wäre mir dann so manches erspart geblieben.

Offenbar mußte es mich erst so hart und schmerzlich erwischen, bevor ich endlich „vernünftig" wurde.

Sämtliche Modeschuhe und meine heißgeliebten, hautengen Jeans wanderten in Altkleidersäcke. Für diesen Firlefanz gab es keinen Platz mehr in meinem Leben. Ganz gleich, ob Schuhe drücken oder Jeans einem die Luft abschnüren: was nicht das Wohlbefinden steigert, schadet nur. Und weiteren, unnötigen Schaden konnte ich nun wirklich nicht mehr gebrauchen.

Bei der „Verabschiedung" meiner Modeschuhe hatte ich zunächst nur ganz vordergründig an meine Rückenbeschwerden gedacht.

Jeder Schuhmacher kann einem erklären, daß ein Schuh mit Absatz die Wirbelsäule und Fuß-, Knie- und Hüftgelenke so aus ihrer natürlichen Lage schiebt, daß Haltungsschäden quasi zwangsläufig entstehen müssen. Eine ganze Reihe von Schuhfirmen hat sich daher auf die Herstellung von Schuhen mit „Minusabsatz" spezialisiert. Von außen betrachtet, scheinen sie über einen ganz normalen Absatz zu verfügen, aber im Schuhinneren ist der Fersenbereich sozusagen „tiefer gelegt", so daß der Fuß in einem solchen Schuh abrollen kann wie beim Barfußlaufen.
Im Zehenbereich sind diese Schuhe so weit und rund geschnitten, daß alle Zehen ausreichend Platz finden.
Aus der Fußreflexzonen-Massage weiß man, daß alle Körperregionen über die Fußreflexzonen beeinflußt werden können.
Üblicherweise werden die Zehen (bzw. speziell die große Zehe) mit dem Kopfbereich in Verbindung gebracht. Modeschuhe schnüren fast immer gerade diesen vorderen Bereich der Zehen mehr oder weniger stark ein, damit der Schuh schmaler und weniger klobig wirkt. Der Lehre von den Fußreflexzonen zufolge müßten doch eigentlich eingequetschte Zehen zu Einschränkungen, Störungen und Behinderungen der Kopffunktionen führen ...?

Der Gedanke amüsierte mich: Modeschuhe als Mittel zur Volksverdummung?

Übrigens könnte ich heute meine alten Jeans wieder problemlos tragen: ich hatte meinen „Blähbauch" auf die Wechseljahre zurückgeführt und erfuhr leider erst viel später, daß er auch ein Borreliose-Anzeichen sein kann ... So ein Pech aber auch: hätte ich das eher gewußt, hätten meine alten Jeans überlebt!

In einem Supermarkt entdeckte ich eines Tages ein Luftreinigungsgerät zur „Ionisierung" der Luft. In Versandhauskatalogen hatte ich genau dasselbe Gerät zum vierfachen Preis gesehen. Ich fand, bei so einem günstigen Preis könnte ich mich getrost auf ein Experiment damit einlassen und stattete jedes Zimmer daheim mit so einem Gerät aus.

In der Küche, dem einzigen Raum, in dem ich rauche und in dem ständig der Holzofen brennt, machte sich der Unterschied sofort deutlich bemerkbar. Von Zigarettenqualm, Asche und Ofenstaub roch ich nichts mehr. Im Gegenteil. Das Ionisierungsgerät erzeugte ein Raumklima wie „an der frischen Luft".

Auch in meiner Bibliothek leistete es gute Dienste. Bisher hatte ich ungern in diesem Raum gearbeitet, weil es bei den Massen von Büchern dort so sehr nach altem, verstaubtem Papier roch, was meiner Hausstauballergie überhaupt nicht gut tat.

Jetzt konnte ich mich beschwerdefrei in diesem Raum aufhalten, so lange ich wollte.

Damit war ich in puncto „Raumklima-Verbesserung" erst richtig „auf den Geschmack" gekommen.
Also begann ich damit, die frisch gereinigte Luft in meinen Zimmern mit ätherischen Ölen und Räucherstäbchen weiter zu veredeln.

Ob diese Maßnahme unmittelbare gesundheitliche Auswirkungen hatte, weiß ich nicht. Auf jeden Fall hoben diese herrlichen Düfte, die ich ganz nach Lust und Laune variieren konnte, meine Stimmung beträchtlich!

Sicherlich war so ein guter Anfang gemacht, um mein Gesamtbefinden zu verbessern. Aber ich bezweifelte sehr, daß dies zur Bekämpfung der Borrelien ausreichen würden. Gegen sie müßte ich sicherlich viel gezielter vorgehen. Dazu fehlten mir anfangs jedoch die notwendigen Informationen.

Hitzetherapie

Einem Internet-Auszug, den mir Bekannte mitbrachten, entnahm ich, daß es eine Hitzetherapie gegen Borreliose gibt. Deren Wirksamkeit leuchtete mir auf Anhieb ein:
wenn Borrelien bei etwa 36° am besten gedeihen, dann kann man ihnen mit höheren Temperaturen natürlich das Leben „zur Hölle" machen. Ich habe mich oft gefragt, ob dieses ständige, unerklärliche Frieren nicht mit der Tatsache zusammenhängen könnte, daß die Borrelien dem Körper sämtliche Energie abziehen, so daß er nicht mehr genug Kraft zum Erzeugen einer Normaltemperatur hat. Indirekt würden sich die Borrelien auf diesem Weg ein für sie optimales Milieu schaffen.

Leider kannte ich keinen Arzt, der eine derartige Hitzetherapie durchführen konnte.

Also verordnete ich mir meine eigene „Hitzetherapie". Sobald ich mich wieder halbwegs bewegen konnte, marschierte ich – dick verpackt wegen der Friererei und weil sowieso gerade Winter war – mit meinem Hund los, so schnell, wie es eben ging und tapfer bergauf, bis ich tüchtig ins Schwitzen kam. Die Vorstellung, daß – hoffentlich! – jeder Schweißtropfen die Borrelien das Fürchten lehren würde, beflügelte meine Schritte.

Zwar habe ich mit diesen „Schwitzkuren" sicherlich nicht den Grad einer echten Hitze-Therapie erreicht, aber es tat mir gut, überhaupt etwas zu versuchen.

Auf jeden Fall haben diese Bemühungen meine Kondition enorm verbessert!

Muskelaufbautraining

Mit zunehmender Schmerzfreiheit erweiterte ich mein Pensum auf Hüpfen und Seilchenspringen.

Ich hätte nie gedacht, was für ein universelles Trainingsgerät so ein simples Seil zum Seilchenspringen ist! Vor allem hatte ich völlig vergessen, wieviel Kraft und Ausdauer es einem Abverlangt! Und solche Übungen hatten wir als Kinder stundenlang mit wachsender Begeisterung durchexerziert?
Donnerwetter, was müssen wir da als Kinder für eine Power gehabt haben!
Und was ist in 40 Jahren danach aus mir geworden ...?

In einer Schublade entdeckte ich eines Tages mein altes, zusammengeknülltes Elastik-Gymnastikband – wieder mal ein Beispiel für gute, längst vergessene Vorsätze. Aber jetzt war es genau das Richtige, um wenigstens mit leichten Armübungen zu beginnen.

So ein Springseilchen und ein Elastikband können wirklich ein ganzes Fitnes-Center ersetzen! Sie kosten weit weniger als eine Monatskarte dort; sie sind jederzeit einsetzbar (man ist also an keine feste Zeiten gebunden) und vor allem: niemand sieht einem zu bei den ersten, kläglichen Versuchen!

Erreicht habe ich damit zumindest eine allmähliche Konditionssteigerung und kleine Fortschritte gegen diese häßliche Muskelschwäche.

Ich weiß nicht mehr, welcher Eingebung ich es verdankte, daß mir eines Tages meine **Qui-Gong-Kugeln** einfielen. Das sind zwei etwa tischtennisballgroße Kugeln aus Stein oder Metall, die in einer Hand umeinander gedreht werden. Diese Drehung erzeugt ganz bestimmte, heilsame Schwingungen. Angeblich wirken sie durchblutungsfördernd und harmonisierend.

Das klang doch recht vielversprechend! Ein Versuch könnte nichts schaden. Zumindest ließe sich damit die Fingerbeweglichkeit und -koordination trainieren. Derzeit war es ja schon ein Problem für mich, eine Konservendose zu öffnen. Ich fand, daß kein Dosenöffner mehr vernünftig funktionierte. Auch nicht die neu gekauften. Komischerweise sagten alle, die ich um Rat und Hilfe fragte, die Öffner seien völlig okay und gingen ganz leicht ...
Übrigens funktionierten dieselben Öffner 6 Monate später auch bei mir einwandfrei ...

Die Erfolge all dieser Bemühungen waren mäßig.
Immerhin gaben sie mir das Gefühl, daß ich nichts unversucht gelassen hatte. Und das war auch schon viel wert!

Zum ersten mal seit 40 Jahren konnte ich Weihnachten nicht Gitarre spielen. Die Greifhand bekam keine Griffe zustande und die Finger der rechten Hand ließen sich weder beim Zupfen noch beim Schlagen koordinieren.

Von den Bewegungsabläufen her gesehen, wäre Schwimmen jetzt sicherlich sehr sinnvoll und hilfreich gewesen; in Anbetracht meiner Rückenprobleme vor allem Brust- und Rückenschwimmen. Leider war kaltes Wasser genau wie kalter Wind für mich ja schon seit jener Polio-Erkrankung „tödlich". Selbst Duschen und Haarewaschen stellten für mich ein unkalkulierbares Risiko dar in meinem zugigen alten Häuschen. Sogar im heißesten Sommer war ich kein einziges mal schwimmen gegangen. Dabei war ich früher mal eine regelrechte „Wasserratte". Aber das war lange her...
Ich habe ja schon wiederholt darauf hingewiesen:
so verliert das Leben immer mehr an Lebensqualität „dank" Borreliose!
Vermutlich hätte ich auch mit Saunabesuchen genauso viel wie mit meinen „Schwitz-Touren" erreichen können (oder sogar mehr). Aber der entscheidende Abhärtungseffekt durch die Kaltwasseranwendungen nach der Schwitzerei erschienen mir wie ein Albtraum. Wenn mich im verschwitzten Zustand auch nur der leiseste Windhauch erwischte, setzen umgehend diese grauenvollen

Schmerzen am Kopf und im Gesicht ein. Wie das überhaupt so schnell funktionieren konnte, weiß ich immer noch nicht.

Bedauerlicherweise habe ich die wohl wirkungsvollste Technik, mit der jeder seinen gesamten Organismus schön gleichmäßig durchtrainieren kann, erst drei Jahre später kennengelernt. Ich meine den neuen Trendsport „Nordic Walking". Er unterscheidet sich von dem „normalen" Walken durch den Einsatz von zwei Stöcken. Das sieht auf den ersten Blick albern aus und ich kam mir auch bei meinen ersten Testversuchen reichlich komisch vor: wozu Stöcke benutzen, wenn man doch genauso gut ohne sie zurechtkommt? Damals, als ich meine Krücken noch brauchte, wären sie ein erheblich eleganterer Übergang von der Gehhilfe zum Sportgerät gewesen. Aber jetzt? Man ist doch stolz und dankbar, wenn man so lange wie möglich auch im schwierigsten Gelände ohne Stöcke zurechtkommt! Im Stillen hatte ich mich immer köstlich amüsiert über Wanderer, denen auf kinderleichten Strecken ein paar Trecking-Stöcke ums Handgelenk baumelten. Neumodischer Firlefanz, dachte ich...

Dann las ich zufällig in der Anzeige einer „Nordic-Walking-Basic-Instructorin"(ver...., kann man das nicht auf deutsch sagen!?), daß Menschen jedes Alters, gerade auch „Sportanfänger und ältere Menschen", nach kurzer Eingewöhnungszeit mit Hilfe dieser Technik gut und gerne 7 km in der Stunde zurücklegen könnten – über Stock und Stein. Bewiesenermaßen würden bei dieser Sportart doppelt so viele Kalorien verbraucht wie beim Laufen oder Gehen, weil hierbei – im Gegensatz zu dem herkömmlichen Wandern oder Joggen – die Arme und der Oberkörper genauso zum Einsatz kämen wie die Beine.
Wenig später stand in der Wochenendausgabe der WZ vom 27.9.03, beim Laufen/Joggen würden ca. 300 Muskeln betätigt – bei „Nordic Walking" etwa 6oo (S.3)! Da schien ja tatsächlich etwas Wahres dran zu sein!

Das reizte meine Neugierde: sollten diese albernen Stöcke tatsächlich einen realen Nutzen haben? Könnte man mit ihnen schneller vorankommen? Das mußte ich ausprobieren!

Zwei Trecking-Stöcke zu beschaffen, war ja noch die leichteste Übung. Und dann ging's los. Erst langsam, dann, allmählich steigernd, etwas schneller.

Nun kannte ich den Bewegungsablauf, wie man das Gewicht auf die vorgestreckten Arme bzw. Stöcke verlagert, um sich mit ihrer Hilfe dann regelrecht vorwärts zu schieben, bereits vom Skilanglauf. Nordic Walking ist ja ursprünglich als Sommertraining für Skifahrer „erfunden" worden. Seine enorme Effektivität ließ es dann schnell zum neuen Breitensport werden.

Nach den ersten 10 Testminuten war ich fix und fertig, in Schweiß gebadet – und begeistert. Es stimmte tatsächlich: man kann sich mit Hilfe dieser beiden Stöcke hervorragend fortbewegen. Arme und Beine werden gleichermaßen und gleichzeitig trainiert. Da ja abwechselnd mal die linke, mal die rechte Schulter (samt Arm) vorgeschoben wird, ergibt sich eine Art Drehbewegung um die Wirbelsäule herum, wie sie wohltätiger für unsere leidgeprüften Bandscheiben gar nicht sein kann!

Der enorme Sauerstoffverbrauch dabei zeigte mir, daß wirklich der gesamte Organismus gefordert war. Nach ½ Std. Lauftraining wäre ich nicht halb so geschafft gewesen wie nach ¼ Std. Nordic Walking! Natürlich hatte ich bei meinem Erstversuch unbedingt bis an die Grenze meiner Leistungsfähigkeit gehen wollen, was ja gar nicht Sinn der Sache ist. Der Vorteil dieser Technik ist ja gerade, daß man jederzeit Tempo und Krafteinsatz je nach Lust und Laune, Gelände, Wetter, eigener Verfassung und Kondition variieren kann.

Vor allem aber stellte ich fest, daß selbst bei einem gemütlichen Tempo der Sauerstoffverbrauch erheblich ansteigt. Ganz von selbst wird die Atmung tiefer und intensiver als beim „normalen" Wandern, das bei Steigungen im Gelände ja oft erst mal nur zu einer schnelleren Atmung führt, um den erhöhten Sauerstoffbedarf zu decken.
Dadurch, daß die Arme beim Nordic Walking etwa in Schulterhöhe geführt werden, wird der gesamte Oberkörper nach oben ge-

streckt. Es fühlt sich buchstäblich so an, als ob sich endlich die Lunge einmal richtig im Brustkasten ausdehnen könnte! Gleichzeitig ergibt sich dabei eine Entlastung der Bandscheiben, wie sie sonst nur beim Schwimmsport möglich ist.

Ich bin fest davon überzeugt, daß hier ein neuer Trendsport entstanden ist, der nicht nur für alle Rekonvaleszenten optimal geeignet ist, sondern ebenso für alle Büro-/Computermenschen und alle anderen, die sehr einseitigen Belastungen ausgesetzt sind und daher einen preiswerten Ausgleichssport suchen, der jederzeit überall ausgeübt werden kann und bei minimalem Zeitaufwand maximale Wirkungen zeigt!

Für Borreliose-Kranke kann ich mir jedenfalls keine geeignetere Bewegungsform als dieses Nordic Walking vorstellen. Es ermöglicht alles gleichzeitig: Muskelaufbau-, Koordinations- und Konditionstraining, „Hitze"-, Sauerstoff- und „Psycho"-Therapie in einem: man fühlt sich einfach herrlich danach, jeder kleinste Fortschritt hebt das Selbstbewußtsein und Appetit und Gewicht regulieren sich ganz nebenbei. Nur Fliegen kann schöner sein!

Bewegungstherapie (Yoga u.a.)

Im Hinblick auf mein Bewegungstraining kam mir noch ein Einfall.

Mitte 20 hatte ich mir bei einem Sportunfall zwei Rippen gebrochen. Damals trieb ich noch Leistungssport und ärgerte mich maßlos nicht nur über die Schmerzen – Rippen kann man ja nicht eingipsen und damit schmerzfrei ruhigstellen – sondern auch über den unvermeidlichen sechswöchigen Trainingsausfall. Danach würde ich konditionsmäßig bei Adam und Eva wieder anfangen können.

Ich nutzte diesen „Leerlauf", um mich endlich einmal näher mit dem indischen Yoga zu beschäftigen, das damals gerade seinen Siegeszug in Europa antrat.

Tatsächlich fand ich ein paar kleine, einfache Übungen, die ich trotz meiner gebrochenen Rippen täglich ausführen konnte.

Ich war fasziniert von dem Ergebnis: als ich mein Training wieder aufnehmen konnte, waren meine Leistungen keinen Deut schlechter als vor dem Unfall. Für mich war das ein Beweis dafür, daß Yoga tatsächlich kräfte- und konditionsmäßig wahre Wunder bewirken kann.

Was mir damals so geholfen hatte, konnte mir jetzt nur recht sein!

Meine Yoga-Bücher waren zwar inzwischen etwas vergilbt und angestaubt, aber das tangierte die Übungen ja nicht.

Allein schon aus Platzgründen kann ich hier leider keine Übungsauswahl vorstellen. Da aber jedem Interessenten eine Fülle von ausgezeichneten Übungsbüchern über sämtliche asiatischen Bewegungslehren wie Yoga, T'ai Chi, Aikido u.s.w. in sämtlichen Buchhandlungen und Büchereien zur Verfügung stehen, meine ich, daß ich die Auswahl geeigneter Übungen aus diesem riesigen Angebot getrost jedem selbst überlassen kann.

Kein anderer kennt den eigenen Körper so gut wie man selber. Also weiß man ja wohl auch selber am besten, was man sich zutrauen kann und – vor allem! – woran man Freude hat!

Wer jetzt meinen sollte, derartige Übungen würden ihn momentan noch total überfordern, der irrt gewaltig.

Im Gegensatz zu „deutscher" (preußischer!) Gymnastik kommt es bei diesen Übungssystemen weder auf Leistung, noch auf Kraftanstrengung oder gar Selbstquälerei an.

Diese asiatischen Bewegungsschulen zeichnen sich statt dessen gerade durch die Sanftheit und Mühelosigkeit ihrer Bewegungen aus. Es ist dabei regelrecht verpönt, sich krampfhaft zu irgend etwas zu zwingen!

Überforderung ist von da prinzipiell ausgeschlossen. Was man nicht auf Anhieb und mit Leichtigkeit hinbekommt, das läßt man halt bleiben.

Paradoxerweise geschieht genau dadurch das Unglaubliche: eine enorme Verbesserung, Intensivierung und Harmonisierung **sämtlicher** Körperfunktionen und eine herrliche Steigerung des Wohlbefindens.

Meines Erachtens kann keine Therapie – ganz gleich wofür oder wogegen sie gedacht ist – ohne derartige Bewegungsübungen auskommen, wenn sie wirklich tiefgreifende Veränderungen bewirken will.

Denjenigen, die noch keinerlei Erfahrungen mit derartigen Übungssystemen haben, möchte ich wenigstens ein ganz einfaches „Schnupper-Experiment" vorschlagen:

In einem unbeobachteten Moment (das ist sinnvoll, weil einen jeder Zuschauer sonst für verrückt erklärt) versucht man, irgendeine beliebige, ganz banale, alltägliche Handlung so langsam wie nur irgend möglich auszuführen. Es kommt überhaupt nicht auf die Art der Handlung an. Jede Bewegung ist für dieses Experiment geeignet:
aus einer Tasse trinken, staubwischen, spülen, ein Tuch falten – egal.
Wichtig ist nur, daß man die Tätigkeit wirklich in Zeitlupentempo ausführt: langsam, noch langsamer, völlig aufmerksam, achtsam und bewußt.
Ergebnis?
Ich möchte den sehen, der nicht schon beim ersten Versuch spürt, was für eine Ruhe und Gelassenheit selbst so eine winzige, unspektakuläre Übung bringt!
Lauter Qualitäten, die gar nicht nur uns Borreliose-Kranken so oft abgehen!

Anfangs war ich bei meinen ersten zaghaften Versuchen nur noch erschrocken über mich selber und meine Unfähigkeit, auch nur kurzzeitig eine Übung halbwegs richtig auszuführen.
Nicht nur Kraft und Ausdauer waren auf dem Nullpunkt.
Auch Balancehalten und Gleichgewichtssinn waren restlos gestört.
Stieß ich deswegen ständig überall an?
Oder lag das an meinem verminderten Sehvermögen?
Vermutlich an beidem.

Die Borreliose läßt nichts ungeschoren.

Da half nur: üben, üben, üben.

Die Erfolge hielten sich in Grenzen.

Kinesiologie

Durch die Beschäftigung mit Yoga fiel mir eines Tages ein, daß ich doch irgendwann einmal eine Grundausbildung in Kinesiologie angefangen (aber leider nie abgeschlossen) hatte. Der Name hat nichts mit China zu tun, sondern bedeutet „Lehre von der Bewegung", verweist also auf ein weiteres System von Bewegungstherapie.

Dabei legt die Kinesiologie besonderen Wert auf das Harmonisieren von rechter und linker Hirnhemisphäre bzw. rechter und linker Körperseite.

Leider wurde mir erst viel später (nämlich bei der Abfassung dieses Manuskriptes) klar, daß damit die Kinesiologie geradezu prädestiniert ist zur Borreliose-Therapie. Meist rufen die Borrelien ja **einseitige** Störungen (z.B. Lähmungen) hervor und auch die quälenden Kopfschmerzen treten häufig wie bei Migränepatienten einseitig auf. Folglich werden Symmetriestörungen im Gesicht (z.B. ein „schiefer" Mund oder „zweierlei" Augen") ebenfalls zu den borreliose-typischen Symptomen gezählt. Da sind gezielte Übungen aus der Kinesiologie genau das Richtige, um Abhilfe zu schaffen!

In Erinnerung geblieben waren mir lediglich ein paar vereinzelte Techniken. Bei der ersten handelt es sich um eine Grundübung zur Steigerung der Abwehrkräfte, die so einfach auszuführen ist, daß jeder Nutzen daraus ziehen kann, der noch halbwegs die Arme bewegen kann:

Man klopft mit beiden Händen locker auf die Umgebung der Brustbein-Oberkante. Dabei macht es keinen wesentlichen Unterschied, ob man die Fingerspitzen oder Fäuste dazu braucht. Wer dies selber ausprobiert, wird schnell merken, daß der gleichzeitige Einsatz von beiden Händen einen sehr stumpfen Rhythmus erzeugt. Sobald man jedoch beide Hände abwechselnd zum Einsatz bringt, wird ein regelrechter „Trommelwirbel" erzeugt, der unsere Abwehrkräfte auf Trab bringen soll.

Zwar weiß ich nicht mehr, wie die Kinesiologen beweisen können, daß diese kleine Übung tatsächlich die Immunkräfte aktiviert, aber das störte mich damals überhaupt nicht:

1. hatte ich selber schon oft den sofortigen Nutzen einer weiteren Übung erfahren (und wenn die so wirkungsvoll funktionierte, warum sollten dann andere Übungen untauglicher sein?)

2. weiß man ja von Massagen, Akupressur u.ä., daß Fingerdruck, auf die richtigen Stellen ausgeübt, tiefgreifende Wirkungen erzielen kann.

3. stand mir der Sinn wahrhaftig nicht nach Zweifeln, Diskussionen und Theorien. Wer heilt, hat recht. Nur das interessierte mich – und dazu war ich gern bereit, auch Dinge auszuprobieren, die ich selber nicht ganz verstand.

Die zweite Übung erfordert nur geringfügig mehr „Geschick". Sie hat zum Ziel, die rechte und die linke Körperhälfte zu harmonisieren. Mir war in den Jahren nach jener Polio-Erkrankung bei allen möglichen Gelegenheiten aufgefallen, daß sich bei mir die rechte Körperhälfte ganz anders anfühlte als die linke. Sie war erheblich weniger beweglich und oft hatte ich den Eindruck, als ob der rechte Arm „kürzer" und schwächer wäre als der linke.

Nun sind ja bei kaum einen Menschen rechter Fuß und rechte Hand völlig identisch mit den Gliedmaßen der linken Seite. Das liegt aber sicherlich daran, daß nahezu jeder zur Bevorzugung einer einzigen Seite bei den diversen Bewegungsabläufen neigt. Das kennt man ja: ein Linkshänder macht möglichst alles mit links, ein Rechtshänder mit rechts. Also wird bei einem Linkshänder die linke, beim Rechtshänder die rechte Seite besser und stärker ausgeprägt sein. Das ist normal.

Da ich aber (obwohl zur Linkshändigkeit neigend) von klein auf alles mit rechts gemacht habe, lag also bei mir offenbar eine Sperre oder Blockade der „falschen" Seite vor.

Genau solche Blockaden, die das innere Körpergleichgewicht erheblich beeinträchtigen können, werden durch die folgende kleine Übung überraschend schnell beseitigt.

Man muß nicht in Bayers geboren sein, um zu wissen, was ein „Schuhplattler" ist: bei diesem Volkstanz klopfen die Tänzer (meist wirklich nur die Männer!) mit der linken Hand auf die rechte Fuß- bzw. Schuhsohle und umgekehrt mit der rechten Hand auf die linke Fuß- oder Schuhsohle. Manchmal wird diese „Über-Kreuz-Bewegung" vor dem Körper ausgeführt. Dazu müssen dann die Knie etwas angehoben und der Fuß nach innen angewinkelt werden. In meinem Kinesiologie-Kurs habe ich gelernt, diese Über-Kreuz-Bewegung hinter dem Körper auszuführen. Dazu müssen dann die Füße nach hinten angehoben werden, als ob man sich selber in den Allerwertesten treten wollte.
Barfuß wirkt diese Übung natürlich besser als in dicken Schuhen. Aber Socken dürften den Effekt kaum abschwächen (wenn sie nicht gerade nur aus Kunststoff bestehen, was ja sowieso den Energiefluß im Körper stören würde).
Bei mir genügt schon ½ Minute „Fußsohlen-Klopfen" in der oben beschriebenen Art, um dieses häßliche Gefühl von Taubheit und Blockierung im rechten Arm verschwinden zu lassen.

Aus der Tatsache, daß ich diese Übung bis auf den heutigen Tag fast täglich anwenden muß, schließe ich, daß sie zwar vorübergehend die Auswirkungen dieser Störung beseitigt, nicht aber deren Ursache behebt. Das war aber von ihr auch nicht zu erwarten.

(Übrigens enthalten die Volkstänze aus sämtlichen Kulturen eine Vielzahl derartiger „Über-Kreuz-Bewegungen"; die Don Kosaken führen sie sogar in der Hocke vor – mit schweren Stiefeln. Mit Sicherheit wurden aber ursprünglich   alle uralten, traditionellen Tänze barfuß getanzt. Sollten unsere Ur-Ur-Ahnen, die vor langer Zeit diese Tanzformationen „erfunden" haben, schon gewußt haben, wie wichtig derartige Über-Kreuz-Bewegungen zur Aufrechterhaltung und Stabilisierung des inneren und äußeren Gleichgewichtes sind?!)

Mudras

Bei der Suche nach den alten Yoga–Büchern fielen mir noch zwei andere „Schätze" in die Hände.

Das eine war ein Buch über sog. „Mudras". Das sind ganz spezielle Fingerstellungen, mit denen man bestimmte Energieströme im Körper anregen kann.
Bei ihnen kommt also sowohl die chinesische Gesundheitslehre mit ihrem Wissen über die Meridiane als Energiebahnen im Körper als auch der indische Yoga zur Anwendung.

Wer Näheres wissen will, kann das in den Fachbüchern nachlesen (siehe Literaturverzeichnis).

Mich interessierte momentan nur die praktische Anwendung.

Tatsächlich fand ich ein Mudra „zur Stärkung des Immunsystems". Das war ja genau das, was ich jetzt brauchte! Also hielt ich ab sofort in jeder freien Minute mein „Immunsystem-Stärke-Mudra" mit den Fingern der rechten und linken Hand.
Die Durchführung ist denkbar einfach:

Man legt bei ausgestreckten Fingern die Kuppen von Daumen und Ringfinger aufeinander und den Zeigefinger auf das erste Daumengelenk. Dabei ist keinerlei besonderer „Kraftaufwand" erforderlich.
Es genügt, diese Stellung 6 x täglich 3 Minuten lang zu halten mit einem Mindestabstand von 2 Minuten zwischen den einzelnen Übungen. Sinnvoller ist es natürlich, die Wiederholungen über den ganzen Tag zu verteilen.
Wie bei nahezu allen Naturheilverfahren gibt es auch hier weder ein Zuviel, noch Nebenwirkungen. So kann jeder seinen eigenen Übungsrhytmus finden (Kim da Silva S. 138).

(Übrigens enthält dessen Buch "Gesundheit in unseren Händen" eine Fülle von Tips gegen zahlreiche Einzelsymptome, so daß

sich jede/r Interessent/in hieraus ein eigenes, komplettes Ü-
bungsprogramm zusammenstellen kann!)

Schon in früheren Zeiten, als ich noch enorme Herz-Kreislauf-
Probleme hatte, hat das „Lebensretter-Mudra" (S. 188) bei mir
wahre Wunder vollbracht. Seitdem bin ich fest davon überzeugt,
daß diese kleinen, unscheinbaren Fingerhaltungen eine enorme
Wirksamkeit besitzen.

Natürliche Antibiotika

a) in Lebensmitteln

Der 2. längst vergessene „Schatz", den ich in meinem Bücherregal wiederfand, bestand in dem Buch „Nahrung ist die beste Medizin" von Jean Carper (Econ Verlag 9. Auflage 1994). Nach irgendeinem meiner früheren Krankenhausaufenthalte hatte ich mir das Buch zwar gekauft, aber nie gelesen.

Jetzt war ich schon beim ersten, flüchtigen Durchblättern wie elektrisiert: das war ja genau das, wonach ich die ganze Zeit gesucht hatte! Weil das Buch nach Auskunft meines Buchhändlers derzeit auf dem Buchmarkt nicht erhältlich ist, zitiere ich einige wichtige Passagen z.T. im Wortlaut:

S. 13: „Joghurt schützt das Immunsystem besser als ein eigens zu diesem Zweck entwickeltes Medikament, heilt Durchfall schneller als ein medizinisches Präparat und enthält Wirkstoffe, die stärkere Antibiotika sind als Penecillin".

„Rotwein wehrt Bakterien etwa so gut ab wie Penecillin".(S. 12)

S. 17/18: Patienten, die an einer Kryptokokken-Hirnhautentzündung litten, wurden mit Knoblauchsaft behandelt und zu 68% geheilt – ein sehr gutes Ergebnis, „wenn man bedenkt, daß dieser Infekt das Rückenmark und das Gehirn angreift und daß sogar etliche starke Antibiotika die Sperre zwischen Blut und Gehirn nicht überwinden und die Bakterien deshalb nicht angreifen können."

S. 66: Senf, Essig, Pfeffer, Paprika, Meerrettich und Obst, Gemüse, Säfte, also alles, was Vitamin C enthält, kräftigen das Immunsystem.

S. 117/118: In Bezug auf Immunkräfte-Steigerung ist grüner Tee wirksamer als schwarzer Tee.

S. 184: Feigensaft tötet Bakterien ab.

S. 213: Honig ist ein regelrechter „Bakterienkiller"
(natürlich gilt das nur für den vollwertigen, kaltgeschleuderten
Imkerhonig, nicht für industrialisierten Billighonig.)

S. 306 ff: Seetang (= Sammelbezeichnung für Braun- und Rotal-
gen) tötet Bakterien ab und stärkt das Immunsystem. (Im Handel
z.B. unter dem Namen „Spirulina" erhältlich; s. Literaturverzeichnis).

Vor mir tat sich eine neue Welt auf. Jetzt hatte ich endlich einen
konkreten Ansatzpunkt, um diese Borrelien **gezielt** angreifen zu
können.
Bislang hatte ich ja eigentlich nur das getan, was jeder halbwegs
vernünftige Mensch ohnehin ständig tun sollte, um seine Gesundheit zu erhalten.
Schlimm genug, daß ich erst durch „Schaden klug" werden mußte!
Na ja: lieber spät als nie!

Nachdem ich diese wertvollen Hinweise sorgfältig studiert hatte,
wurde mir mit einem Schlag klar, wieso ich schon im Krankenhaus
einen wahren Heißhunger auf Buttermilch, Joghurt und Kefir gehabt hatte. Nach meiner Entlassung war meine erste Aktivität als
„freier" (wenn auch noch gehbehinderter) Mensch gewesen, mich
mit Unmengen von solchen Sauermilchprodukten zu bevorraten.
Ich geriet regelrecht in Panik, wenn sie zur Neige gingen. Ohne
ein gewisses Mindestquantum davon pro Tag „fehlte" mir einfach
irgend etwas.
Offensichtlich war mein Körper erheblich klüger als ich und „wußte" instinktiv, was er jetzt brauchte!

Jean Carper hatte jedoch noch außer diesen sensationellen Informationen zum Thema Immunkräftesteigerung auch noch hoch-
interessante Ausführungen zum Thema Vegetarismus auf Lager.

Daß ich seit ca. 30 Jahren Vegetarierin war, beruhte nicht auf dem Entschluß, etwas Sinnvolles für meine Gesundheit zu tun, sondern lag an meiner Beziehung zu Tieren.
Seitdem ich ständig mit Haustieren zusammenlebte, bekam ich Fleisch – tote Tiere! Tierkadaver! – nur noch mit Ekel und Widerwillen heruntergewürgt.

Um so erfreulicher fand ich die Bemerkungen von Jean Carper zum Thema Vegetarismus:

S. 36: Bei den Vegetariern „sind die Quoten von Krebs, Herzkrankheiten, Schlaganfällen und einer Reihe weiterer chronischer Krankheiten niedriger als bei den Fleischessern."

S. 143: Es gibt „überwältigende Hinweise dafür, daß Vegetarier bei der Verhinderung von Krankheiten am besten abschneiden."

Halleluja: also gab es wenigstens einen Punkt, an dem ich meine Lebensgewohnheiten und Einstellungen nicht von Grund auf ändern mußte, wenn ich wieder gesund werden wollte!

"Zum Schutz ihrer Gesundheit werden die Menschen sich stärker auf Nahrung und weniger auf Medikamente verlassen." (S. 138)

Genau das war des Rätsels Lösung! Wenn Medikamente nicht (mehr) helfen, zu viele Nebenwirkungen zeigen oder per se unverträglich sind, dann müssen die erforderlichen Wirkstoffe dem Körper über eine gesunde, schadstoff-freie Ernährung zugeführt werden.

Ich hatte meinen Weg gefunden.
Das war exakt die Perspektive, die mir bislang gefehlt hatte: **natürliche Antibiotika!**
Wieso war ich nicht viel eher auf diese Alternative gekommen?
Warum hört und spricht man nur relativ selten davon?

Eins ist doch sonnenklar: Auch die Pharma-Industrie muß ihre Ausgangsstoffe erst einmal der Natur entnehmen, z.B. den sog. Heilkräutern. Man weiß zwar längst, daß die Heilwirkung der jeweiligen Pflanze auf dem Zusammenspiel zahlreicher Inhaltsstoffe beruht (die wir z.T. noch nicht einmal richtig kennen).Die Pharma-Industrie versucht dagegen, den oder die Wirkstoffe herauszufiltern, um ihn dann – gebunden an künstliche Trägerstoffe – zu Tabletten, Tropfen etc. zu verarbeiten.

Da erscheint es mir erheblich sinnvoller und einfacher, sich direkt an die Natur zu halten! Zumal gerade hier der alte Spruch zutrifft, daß das Ganze mehr ist als nur die Summe seiner Teile!

Natürlich mußte ich sofort meine neuen Erkenntnisse anwenden und ausprobieren:
statt Marmelade kam jetzt Honig oder Meerrettich unter dem Quark aufs Brot, und alles, was nur irgendwie geschmacklich dazu paßte, wurde mit frischem, klein geschnittenem Knoblauch garniert: Salate, Joghurt, Bratkartoffeln, Spaghetti, Pizza etc.(natürlich erst nach dem Erhitzen, damit die Nährstoffe erhalten blieben).

Vermutlich waren in dieser Zeit auch meine Geschmacksnerven reichlich abgestumpft. Mir schmeckte ohnehin alles mehr oder weniger gleich. Ansonsten wäre mir schleierhaft, wie ich den scharfen Meerrettich, garniert mit Knoblauch, Ingwer und Chilipulver überhaupt herunterbekommen habe! Heute graust es mir schon bei dem Gedanken an diese „Spezialmischung"!

Sofern es die Jahreszeit zuließ, funktionierte ich meine Spaziergänge zu einer Holunder- bzw. Schlehen-Kur um. Um Durchfall auf Grund von zu großen Anfangsmengen zu vermeiden, ging ich dabei so vor, wie es Pfarrer Kneipp empfohlen hat:
Am ersten Tag eine Beere, am zweiten zwei, am dritten drei u.s.w., bis der Körper sich Schritt für Schritt an die Aufnahme von etwa zwanzig Beeren pro Tag gewöhnt hat. Falls man nach diesen drei Gesundheitswochen noch genügend Beeren findet, kann

man zum Abgewöhnen und als Ausklang dieser Kur die ganze Prozedur rückwärts durchführen.

Eines Tages ging mir unterwegs der Gedanke durch den Kopf, daß fast alles, was als besonders immunkräftesteigernd gepriesen wird, säuerlich („Sauer macht lustig!"), scharf bis brennend und adstringierend („zusammenziehend") schmeckt. Während ich die ersten reifen Schlehen tapfer verdrückte (angeblich werden sie nach dem ersten Frost etwas milder), dachte ich über die Frage nach, ob da nicht ein wesentlicher Zusammenhang zwischen diesem scharfen Geschmack und der heilkräftigen Wirkung bestehen könnte. Wenn das zutreffen sollte, dann würde das bedeuten, daß die Wirkung nachläßt, je stärker wir diesen säuerlich-bitteren Geschmack verändern. Vermutlich würde ein Naturwissenschaftler sich totlachen über meine Überlegung, weil für ihn Inhaltsstoff gleich Inhaltsstoff bleibt, auch wenn etwas anderes hinzugefügt wird.
Aber die Natur geht anders vor. Sie funktioniert nicht logisch, linear und additiv. Nochmals: für sie ist das Ganze mehr als die Summe der Einzelteile. Für mich steht es jedenfalls noch lange nicht fest, daß ein mit Zucker, Früchten und Aromastoffen „angereicherter" Joghurt (oder Quark oder Buttermilch) dieselbe Wirkung haben kann wie ein unvermischter. Auf jeden Fall muß sich unser Körper mit diesen Zusätzen herumschlagen, was die Wirkung der Grundsubstanz sicherlich nicht gerade verbessert!

Übrigens war es für mich eine sehr beeindruckende und wichtige Erfahrung: daß ich mich auf die „innere Stimme" meines Körpers verlassen konnte, wenn es um die Frage ging, welche Lebensmittel mein Körper gerade brauchte. Am Beispiel der Joghurt-Produkte hatte ich ja gemerkt, daß mein Körper selber am besten wußte, was „richtig" oder „falsch" für ihn war. Diese Erfahrung bestätigte mich in meiner Einstellung, daß alles, was mir zuwider war und gegen innere Widerstände hätte erzwungen werden müssen, vermutlich sowieso nicht helfen würde.

Schließlich hat „Heilung" etwas mit „wieder heil– werden" zu tun – und das kann nicht im Gegensatz zu den eigenen Einstellungen und Bedürfnissen von außen kommen!

Angeregt durch mein neu gewecktes Interesse an Ernährungsfragen, durchstöberte ich jetzt alle verfügbaren Gesundheitsblättchen aus Apotheken, Drogerien und Reformhäusern. Dabei stieß ich auf die Behauptung, daß unser Körper einen Mindestfettgehalt von 3,2 % benötigt, um Calzium aus Lebensmitteln aufnehmen und verarbeiten zu können.
Bisher hatte ich immer gedacht, Calzium sei wasserlöslich und gehöre nicht zu den Stoffen, die Fett zu ihrer Verarbeitung brauchen. Wenn diese Information zutreffen sollte, dann hieße das ja wohl im Klartext, daß die gesamte Magermilch-, Magerquark- und Magerjoghurt-Produktion bewußten Raubbau an der Gesundheit ihrer Konsumenten darstellt. Zumal man den Käufern auch noch suggeriert, sie würden unter dem Etikett „fettfrei" oder „fettarm" Produkte erwerben, die sich positiv auf ihre Gesundheit auswirken, läge hier m.E. gleich doppelter Betrug vor. Denn im Gegensatz zu vielen Kunden weiß die Michverarbeitungsindustrie sehr wohl, was sie tut.

b) in Heilkräutern
Diese diversen Gesundheitsblättchen brachten mich noch auf eine andere Idee. Könnte es denn nicht auch Heilkräuter geben, die meinen Genesungsprozeß unterstützen und meine Abwehrkräfte steigern könnte? Bei Entzündungen, Erkältungen, Grippe und anderen Infektionskrankheiten helfen sie doch auch!

Ich beschloß, mich hierzu einmal gezielt auf dem Buchmarkt umzusehen. Tatsächlich! Andere hatten längst vor mir gemerkt, was für Heilungsmöglichkeiten die Natur uns bietet. Titel wie: „Starke Kräuter für ein starkes Immunsystem" (Gail Ulrich) oder „Antibiotika aus der Natur" (Wolfgang Möhrig) ließen mein Herz höher schlagen.

Ich liste hier nur stichwortartig einige Beispiele auf, weil inzwischen weitere Bücher zu diesem Thema erschienen sind und sich jede/r Interessent/in umfassende Informationen (auch über Zubereitung und Anwendung) aus diesen Büchern selber beschaffen kann:

Gail Ulrich spricht z.B. folgenden Heilkräutern spezielle **antibakterielle** Wirkung zu:

Alant (S. 33) –- Echinacea (S. 36) –- Grapefruitsamenextrakt (S. 46/47) – Mutterwurz (S. 63) – Tüpfeljohanniskraut (S. 81)

Darüber hinaus bietet sie eine Fülle von Tips zur Kräftigung des Immunsystems, wobei Knoblauch, Zwiebeln (S. 14), Ginseng, Mariendistel und Shiitake- bzw. Reishi-Pilze (S. 20/21) eine große Rolle spielen.

Zu meiner großen Freude erhielt ich auch von dieser Autorin eine Bestätigung dafür, daß ich mit meiner vegetarischen Ernährung auf dem richtigen Weg war:

"In der industriellen Fleischproduktion werden üblicherweise Medikamente und Hormone eingesetzt. Doch diese Stoffe verursachen Vergiftungen im Körper, **schwächen die Abwehr** und sind für zahlreiche Krankheiten mitverantwortlich. Deshalb ist es für unser **Immunsystem** sehr viel **gesünder**, auf **Nahrungsmittel aus natürlichem Anbau** zurückzugreifen und den **Verzehr von tierischen Produkten stark einzuschränken**".(S. 13) (Hervorhbg. M.F.)

c) in Gewürzen
Aus den o.g. Gründen nenne ich von Wolfgang Möhrings „Antibiotika aus der Natur" nur die bekanntesten Mittel, die bislang noch nicht erwähnt worden sind. Seine komplette Liste umfaßt 45 Heilpflanzen, wobei es sich bei den meisten um heilkräftige Gewürze handelt:

Anis – Basilikum – Bergamotte – Estragon – Eukalyptus – Fenchel – Fichtennadeln – Geranie – Gewürznelke – Ingwer – Kamille – Kampfer – Kiefernnadeln – Knoblauch – Kümmel –

Lavendel – Majoran – Melisse – Muskatellersalbei – Muskatnuß – Myrrhe – Myrte – Oregano – Pfefferminze – Quendel – Rosmarin – Salbei – Sandelholz – Schwarzer Pfeffer – Teebaum –Thymian – Wacholder – Zimt – Zwiebel – Zypresse.

Aufmerksame Leser werden gemerkt haben, daß der Knoblauch bei allen Autoren berücksichtigt wird und daß ich ihn trotz vorhergehender Mehrfachnennungen auch noch einmal in der obigen Möhring-Liste aufgeführt habe.

Nach all dem, was ich dem Knoblauch verdanke, habe ich es nicht übers Herz gebracht, ihn auch nur aus einer einzigen Liste zu streichen.
Wegen seiner eminenten Bedeutung (nicht nur für Borreliose-Kranke!) widme ich ihm ein eigenes Kapitel.

Knoblauch als „Lebensretter"

Von meinen katastrophalen Gedächtnis- und Konzentrationsstörungen habe ich ja bereits gesprochen. Meine schöne Handschrift war zu einer erbärmlichen Krickelei verkommen. Ich merkte es ganz deutlich beim Schreiben selber, wie die Hand sozusagen „entgleiste", ohne daß ich das beeinflussen konnte.

Manchmal hatte ich das Gefühl, als ob es so etwas wie einen Kurzschluß im Gehirn gäbe. Die meisten haben doch mal irgendwann als Kind an einen elektrischen Weidezaun gefaßt: mit diesem nicht sonderlich schmerzhaften, eher erschreckendem Kribbeln ließ sich dieser „Funke" im Gehirn noch am ehesten beschreiben.

Von Zeit zu Zeit trat übrigens gelegentlich noch ein weiteres Symptom auf, das ich nicht einzuordnen vermochte, obwohl es mich schon seit jener fatalen Polio-Lähmung begleitete. In unregelmäßigen Abständen stockte ab und zu der Atem. Für einen winzigen Moment erschien es mir, als ob ich nicht mehr weiteratmen und keine Luft mehr bekommen könnte. Das tat zwar nicht weh und ging auch immer ganz schnell wieder vorbei — aber für den gräßlichen Augenblick einer einzigen grauenvollen Minute bedeutete es Todesangst und Panik, Angst zu ersticken.

Während ich früher Freude und Interesse an Fremdsprachen hatte, machten mir plötzlich selbst längere deutsche Wörter Schwierigkeiten. Sie nur nach Gehör nachzusprechen, war mir völlig unmöglich. Sogar beim Lesen machten sie mir Probleme. Mit andern Worten: sowohl die optische als auch die akustische Differenzierung waren massiv gestört.

Genauso erging es meinem räumlichen Vorstellungsvermögen. Die verschiedenen Strecken, die ich mit meinem Hund erwanderte, wurden nur einzeln, von einander isoliert, in meinem Kopf gespeichert. Ich konnte mir beim besten Willen nicht den Zusammenhang der verschiedenen Wege untereinander vorstellen.

Natürlich hatte ich mit allerlei Tricks versucht, Gedächtnis und Konzentration wieder zu trainieren. Mein heimatkundliches Hobby bot mir ja tausenderlei Möglichkeiten dazu. Außerdem beschloß ich, im Sommerhalbjahr meine Uhren nicht mehr auf die Sommerzeit umzustellen. So war ich ständig gezwungen, auf „Normalzeit" umzurechnen.

Kleine Fortschritte waren auch bereits durch dieses Training zu verzeichnen gewesen. Immerhin hatte ich mit meiner Winterzeit-Uhr weder einen Termin verpaßt, noch war ich irgendwo zu spät gekommen.
Aber diese Mini-Erfolge waren ja nur ein Tropfen auf den heißen Stein.

Die Hauptprobleme blieben bestehen. An der Tankstelle verwechselte ich die Liter- mit der Preisangabe, beim Erhalt von Wechselgeld rechnete ich schon lange nicht mehr nach, weil ich mich sowieso ständig verrechnete, und selbst das Unterscheiden und Abzählen der Münzen beim Bezahlen wurde zum geistigen Kraftakt.
Natürlich spielten hierbei auch die Sehstörungen eine Rolle. Besonders kraß fiel mir das nach der Euro-Einführung auf. Bei den neuen Euros würde ich am liebsten heute noch eine Lupe nehmen.

Die eigentliche Rettung aus dieser Misere brachte m.E. meine Knoblauch-Therapie. Tag für Tag wurde mindestens eine ganze, schön dicke, rohe Knoblauchzehe kleingeschnitten und verspeist.

Nach ca. 3 Knoblauch-Monaten war der ganze, gerade beschriebene Spuk verschwunden.

Was für eine Erlösung! Ich begann, mich allmählich wieder als „normaler Mensch" zu fühlen.

Nun ist es ja nicht leicht zu beurteilen, welches Mittel welche Besserung bei mir bewirkt hat, weil ich ständig alle möglichen Methoden gleichzeitig angewendet habe.

Aus der Tatsache, daß die o.g. Symptome nach kurzer Zeit wieder auftraten, sobald ich meinen Knoblauch vernachlässigte, und ebenso zuverlässig wieder verschwanden, nachdem ich ihn wieder regelmäßig zu mir nahm, schließe ich, daß ich diese heilsame und segensreiche Wirkung tatsächlich dem Knoblauch zu verdanken habe.

Nach meiner Auffassung gibt es dafür eine wissenschaftliche Erklärung.

Mir liegt ein Manuskript von einem chinesischen Arzt vor, Dr. med. Qingcai Zhang, der sowohl westliche als auch chinesische Medizin studiert hat. Bevor er in die USA auswanderte, arbeitete er 22 Jahre lang nicht nur als Arzt, sondern auch als außerordentlicher Professor an einem Lehrkrankenhaus in Shanghai/China. Dr. med. Qingcai Zhang schreibt in diesem Manuskript (Titel: "Chinesische Heilkräuter können wirkungsvoll zur Behandlung der Lyme-Borreliose eingesetzt werden") auf S. 3:

„Die herkömmliche medizinische Therapie von Spirochäteninfektionen besteht hauptsächlich in der Gabe von Antibiotika, die gegen Spirochäten wirken. Einige Kräuterarzneien weisen die gleiche oder sogar eine größere Bandbreite antibakterieller Wirkung auf als herkömmliche Antibiotika. Ich verwendete hochgereinigten und konzentrierten Knoblauchextrakt (Allicin) in Ampullen und Kapseln (1 mg Allicin pro kg Körpergewicht pro Tag) anstelle von Antibiotika. Aus pharmakologischen Untersuchungen geht hervor, daß Allicin ein sehr großes antimikrobielles Spektrum besitzt. Es unterdrückt nicht nur Bakterien oder Mykobakterien, sondern auch Protozoen, Pilze und bestimmte Viren.
Ich behandelte über 8 Jahre lang eine Reihe opportunistischer Infektionen bei AIDS-Patienten mit hochgereinigtem Allicin und erzielte hervorragende Ergebnisse. Seine antibakterielle Wirkung

deckt das Spektrum jener Antibiotika ab, die bei der Lyme-Borreliose verwendet werden.

Die Vorteile von Allicin sind nicht nur, daß es fast keine Toxizität besitzt (die LD 50 ist 134mal höher als die therapeutische Dosis), sondern auch, daß es Pilzinfektionen nicht begünstigt. Der wichtigste Vorteil jedoch ist, daß es aufgrund seines geringen Molekulargewichts (162,27) die Blut-Hirn-Schranke leicht passieren kann und so Infektionen im Zentralnervensystem zu bekämpfen vermag. Allicin wurde in China speziell bei Infektionen des Zentralnervensystems, etwa der Cryptokokkenmeningitits oder der Toxoplasmose angewandt. Bei diesen Erkrankungen liegt seine Heilungsrate bei über 80 %. Seine Wirksamkeit bei Beteiligung des Zentralnervensystems wurde bei vielen meiner Patienten deutlich: Sie hatten den Eindruck, ihre Benommenheit habe sich gebessert. Chronische Fazialisparesen erfuhren eine deutliche Besserung nach mehrwöchiger Einnahme von Allicin.
Auch Gedächtnis und Konzentrationskraft wurden rasch besser."

Dem habe ich nichts hinzuzufügen.

Magnetfeldtherapie

Eigenartigerweise flatterten mir nach meinem Krankenhausaufenthalt unzählige Werbesendungen für Gesundheitsartikel und -zeitschriften ins Haus.
Manche richteten sich gezielt an „Gesundheitsbewußte über 50".
Woher wußten diese Firmen, daß ich mich jetzt ganz besonders für gesundheitliche Fragen interessierte? Woher kannten sie sogar mein Alter?

In einem dieser Prospekte las ich etwas über die große Bedeutung und enorme Wirksamkeit der Magnetfeldtherapie. Die grundsätzlichen Ausführungen leuchteten mir ein:
Zur optimalen Gesunderhaltung benötige der menschliche Körper ein Magnetfeld von etwa 7oo – 800 Gauß. Lange Zeit hätte dies der natürlichen Magnetfeldstärke der Erde entsprochen. Seit den letzten Jahrhunderten würde das Erdmagnetfeld jedoch kontinuierlich abnehmen (warum und wieso stand leider nicht dabei).

Dieser Verlust mache die Menschen natürlich krankheitsanfälliger und müsse ausgeglichen werden. Dieser Ausgleich werde um so dringlicher, je weiter eine Krankheit fortgeschritten sei.

Das klang durchaus vernünftig. Aus der Sportmedizin wußte ich, daß die Magnetfeldtherapie erfolgreich bei Sportverletzungen eingesetzt wird, seitdem man herausgefunden hat, daß Prellungen, Bänderrisse und selbst Knochenbrüche schneller und besser heilen unter dem Einfluß des Heilmagnetismus.

Was den Sportlern recht war, konnte mir nur billig sein! Ich hatte von einem Arzt gehört, der ein Gerät für Magnetfeld-Therapie besaß.

Innerhalb weniger Tage hatte ich einen Termin bei ihm.

Der gute Mann war überhaupt nicht erbaut von meiner Idee, sein Gerät auszuprobieren. Seitdem ihm ein Patient darin umgekippt sei, würde er es nicht mehr einsetzen. Als ich ihm beteuerte, ich würde es garantiert rechtzeitig merken, wenn mir die Therapie nicht bekäme, ließ er sich schließlich doch zu einem Versuch überreden.

Das Gerät bestand aus einem ca. 1m hohen, hohlen Metallzylinder von etwa 1m Durchmesser und war mit einem Stromanschluß ausgestattet. In diese Metallröhre mußte ich mich hineinstellen und dabei einen dicken, schweren Magnetklotz in der Hand halten.

Kurz nach dem Einschalten des Gerätes merkte ich, daß mir schwindelig wurde. Vor allem fühlten sich die Köperpartien, die dem Magneten am nächsten waren, unangenehm an. Da kam mir der Gedanke, den Magnetklotz hin und her und auf und ab zu bewegen.
So wurde die Prozedur erheblich angenehmer und der Schwindel verschwand.

Ansonsten stellte ich nichts Bemerkenswertes fest.

Mir wurde erklärt, das Gerät arbeite mit 40 Gauß und erzeuge auf elektrischem Wege pulsierende Magnetfelder.
Es gäbe aber auch andere Methoden der Magnetfeld-Therapie, die ohne Strom auskämen, weil sie mit konstanten, statischen Magneten arbeiteten.

Zwei, drei Stunden nach der ersten Magnetfeld-Behandlung ließ das eisige, taube Gefühl in meinen Armen zum ersten Mal seit Wochen nach. Ich hatte sogar den Eindruck, daß auch diese häßliche Muskelschwäche sich gebessert hätte. Es war, als ob wieder Leben und Kraft in die Arme fließen würde.

Leider ließ der Effekt schon nach wenigen Stunden wieder nach.

Sollte er tatsächlich mit dieser Therapie am Vormittag zusammenhängen? Aber warum trat die Wirkung erst Stunden später ein?

6 oder 8 Anwendungen bestätigten meine ersten Erfahrungen mit diesem Gerät: die Wirkung war großartig – sie hielt nur nicht lange an. Für mich war das ein Hinweis darauf, daß die Magnetfeldtherapie mir durchaus helfen könnte – wenn ich eine geeignetere Methode finden würde.

Nun stehe ich mit sämtlichem Elektrokram dieser Erde sowieso auf Kriegsfuß. Offenbar reagiere ich sehr empfindlich auf Elektrosmog.

Statische Magnetfelder brauchen keine Stromzufuhr. Ob so etwas nicht viel geeigneter für mich wäre?

Ich wußte, daß es in einem Nachbarort einen Juwelier gab, der sich nebenher auf so allerlei Gesundheitsartikel spezialisiert hatte: Kupferarmbänder mit und ohne Magnete, Zimmerspringbrunnen, Edelsteine u.s.w.
Kaum hatte ich diesem mein Anliegen erklärt, da legte er mir ein „Original-japanisches Magnetarmband" mit 6 Magneten zu je 800 Gauß vor. Dazu erklärte er mir, daß sein Erfinder vom japanischen Gesundheitsministerium eine Auszeichnung für die Entwicklung dieser genialen Armbänder bekommen hätte. Dank dieser Erfindung sei es jedermann und jeder Frau jederzeit möglich, mit einer einmaligen und preiswerten Anschaffung den Segen der Magnetfeldtherapie für die eigene Gesundheit zu nutzen.
Da die sechs Magnete kreisförmig in einem dehnbaren Gliederarmband angebracht sind, würde nicht nur jeder einzelne Magnet für sich wirken, sondern sich zwischen ihnen ein sehr positives elektro-magnetisches Feld aufbauen.
Bekanntlich habe jeder Magnet einen Plus- und einen Minuspol. Daher seien die Magnete immer gegenpolig nebeneinandergesetzt, so daß sich daraus dieses elektro-magnetische Feld ergeben würde. Es entspräche genau dem ursprünglichen Erdmagnetismus (?) und der Schwingung eines gesunden Menschenkörpers.

Natürlich war ich begeistert. Das mußte ich unbedingt ausprobieren. Dafür erschienen mir auch 50 DM/25 Euro nicht zu viel.
Ich hätte das Mehrfache gezahlt für eine bloße Chance auf Besserung!

Mit meinem neuen Armband am linken Handgelenk fuhr ich nach Hause.

Ich schwöre heilige Eide: auf Grund meiner Erfahrungen mit dem Therapiegerät in jener Arztpraxis hatte ich bestenfalls mit einer Wirkung innerhalb der nächsten Tage gerechnet. Was war denn schon ein kleines Armband für 50 DM gegen so ein riesengroßes, sündhaft teures Profi-Gerät von etlichen Tausend DM!?
Daher bin ich mir subjektiv ganz sicher, daß meine folgenden Erfahrungen nicht auf Einbildung beruhten. Das, was jetzt geschah, übertraf meine kühnsten Träume und Hoffnungen!

Nach einer kurzen Fahrstrecke von 10 – 15 Minuten (!) wurde der linke Arm warm. Der rechte blieb eiskalt und taub.
Ich zog das Armband ab und schob es auf das rechte Handgelenk.
Minuten später verlor sich das warme Gefühl im linken Arm – und breitete sich statt dessen im rechten aus.

Ich probierte das Ganze noch zwei-, dreimal hin und her. Da gab's kein Vertun: da, wo das Magnetarmband saß, verbesserte sich offenbar in kürzester Zeit die Durchblutung. Folglich verschwanden das Taubheitsgefühl und die Kälte.

Weil ich keine Lust hatte, ständig mein Armband hin und her zu tauschen, kehrte ich um und kaufte mir ein zweites für den anderen Arm.

Bei der Heimfahrt hatte ich zum ersten mal seit vielen Wochen keine eiskalten Hände mehr.
Auch dieses dumpfe Taubheitsgefühl trat nicht mehr auf.

Ich weiß, das, was ich im Folgenden beschreiben werde, klingt wie aus einem Märchen. Es war ja wirklich fast zu schön, um wahr zu sein. Aber ich kann's nicht ändern: ich will und kann hier alles nur so wiedergeben, wie ich es erlebt habe.

Um Haaresbreite hätte ich beinahe nach einer weiteren viertel Stunde Fahrtzeit den Wagen vor Überraschung in den Graben gesetzt:
ich konnte plötzlich wieder klar sehen! So klar und deutlich, wie schon lange nicht mehr! Ich erkannte die Verkehrszeichen schon von weitem, konnte Schilder aus größerer Entfernung lesen, die Wälder und Berge ringsum hatten wieder klare Konturen! Unfaß-bar!
Fasziniert schaute ich hierhin und dorthin, probierte nahe und weite Sehentfernungen aus und hatte – s.o. – total vergessen, daß ich am Steuer saß. Das hätte böse enden können! Zum Glück rief mich das Gepoltere über die Steine vom Fahrbahnrand gerade noch rechtzeitig zurück von meinen aufregenden, neuen Seherfahrungen in die Wirklichkeit des Autofahrens. (Daraus habe ich übrigens für alle Ewigkeit gelernt, nach neuen Therapie-Experimenten grundsätzlich für ein paar Stunden die Hände vom Steuer wegzulassen. Man weiß ja nie, was da so alles ablaufen kann!)

Mit derartig intensiven Effekten innerhalb so kurzer Zeit hatte ich in meinen kühnsten Träumen nicht zu rechnen gewagt.

Auf Grund dieser überaus positiven Erfahrungen schwöre ich seitdem auf Magnetfeldtherapie.

Meine Magnetarmbänder lege ich nur noch zum Duschen ab.

Zum darauffolgenden Weihnachtsfest habe ich solche Magnet-armbänder an alle möglichen Verwandten und Bekannten ver-schenkt. Heutzutage hat doch jeder über 30 irgendwelche Weh-wehchen. Diesen Magnetarmbändern wird Hilfe bei Schlafstörungen, Migräne, Gelenkschmerzen aller Art, Herz-/Kreislaufproblemen u.s.w. nachgesagt.

Es gibt diese Magnetarmbänder in zweierlei Ausführungen: für Damen und Herren. Das Herrenmodell ist 15 mm breit, das für Damen nur 10 mm. Mir wurde versichert, bezüglich der erzeugten Magnetfeldstärke und folglich auch in ihrer Wirkung seien beide Modelle gleich.

Leider habe ich bisher noch keine Möglichkeit gefunden, um die Herstellerangaben nachmessen zu können. Ich habe bei verschiedenen Schulen angefragt, ob sie in ihrer Physiksammlung ein Gerät zur Messung solcher Magnetstärken haben. Ich bekam nur abschlägige Antworten. Deshalb kann ich es hier nur als Vermutung äußern, daß die schmaleren, leichteren Modelle weniger wirksam sein könnten. Denn Wochen nach meinem Kauf sah ich bei demselben Geschäft, in dem mir Herren- und Damenarmbänder als „gleich stark" verkauft worden waren, die breiten Herrenarmbänder mit dem Vermerk „EXTRA STARK" versehen. Das bestätigte mich in meiner o.g. Vermutung.

Von den Beschenkten war niemand bereit, zwei Armbänder gleichzeitig zu tragen. Nach anfänglich positiven Rückmeldungen, man würde sich „irgendwie gut" mit so einem Armband fühlen, verloren alle nach wenigen Wochen das Interesse daran.

Keinem haben diese Magnetarmbänder so intensiv geholfen wie mir.
Ich führe das darauf zurück, daß die Wirkung von nur einem (dazu noch kleinerem) Armband schwächer ist. Eine schwächere Wirkung hat logischerweise auch eine schwächere Motivation und geringeres Interesse zur Folge. Dadurch kam es in keinem mir bekannten Fall zu einer konsequenten, langfristigen Anwendung.

Schade. Ich hätte zu gern einmal beobachtet, was dieses Wundermittel bei anderen zustande bringt!

Mir waren die unerwarteten Anfangserfolge Ermutigung zur Daueranwendung. Meiner Meinung nach hat sich diese voll und ganz bewährt.
Eine nie gekannte Ruhe breitete sich allmählich in mir aus. Erst dadurch wurde mir bewußt, was für eine Hektik bislang in mir gesteckt hatte. Situationen, die mich zuvor völlig aus der Fassung gebracht hatten, konnte ich mit einem Mal sachlich und gelassen angehen. Ich machte mich nicht mehr verrückt für alle möglichen und unmöglichen Probleme.

Statt dessen zogen wieder Selbstvertrauen, Sicherheit und Zuversicht in mein Leben ein. Natürlich trug dazu auch das Nachlassen dieser peinlichen Fehlleistungen bei.

Um beim Thema dieses Kapitels zu bleiben, muß ich jetzt in der Reihenfolge der Schilderung ein wenig vorgreifen.

In den folgenden Frühlings- und Sommermonaten ging es mir erfreulich gut, so daß ich sogar wieder mit leichtem Joggen beginnen konnte. Nach dieser endlos langen Trainingspause befürchtete ich katastrophalen Muskelkater am nächsten Tag. Daß der ausblieb, führe ich auf die Magnete zurück:
offenbar hatten sie für eine so gute Durchblutung gesorgt, daß mein Körper regelrecht „vortrainiert" war.

Ironie des Schicksals: während ich in den vorausgegangenen Jahren 3 – 4 Zeckenbisse registriert hatte, handelte ich mir in diesem Jahr trotz krampfhafter Zeckenvermeidungsstrategie (mit Teebaumöl, langer, heller Kleidung etc.) 11 Zeckenbisse ein – von all den anderen Stichen ganz zu schweigen. Im Gegensatz zu den vergangenen Jahren heilten aber jetzt alle Biß- und Stichstellen und auch sonstige kleinere Verletzungen problemlos in kürzester Zeit ab, obwohl sie auch anfangs alle dick geschwollen und rot entzündet waren.

Auch diese Beschleunigung der Wundheilung führe ich auf den Heilmagnetismus zurück, weil ich alle anderen Maßnahmen, die ansonsten möglicherweise diesen Effekt bewirkt haben könnten (z.B. Einnahme von Kieselerdepulver und Einreiben mit Kieselerdegel) schon jahrelang zuvor praktiziert hatte.

Endlich vertrug ich auch die heißeste Sonne wieder.
Erstaunlicherweise bekam ich jedoch keinerlei Sonnenbrand.
Welcher segensreichen Maßnahme ich diese Gnade zu verdanken habe, weiß ich nicht. Der Ernährungsumstellung? Dem Kieselerde-Pulver? Den Magneten? Oder allem zusammen?

Pünktlich zum Herbst stellten sich neue Beschwerden ein: Muskeln, die nicht ständig beansprucht wurden, verkrampften sich bei der leisesten Bewegung. Die gesamte Schulter-/Nackenpartie schien irgendwie „eingeklemmt" und knirschte fürchterlich. Schmerzen in Bauch und Leisten wurden so stark, daß ich phasenweise kaum gehen konnte.

Schulmedizinische Diagnoseverfahren erbrachten keinerlei Befund. Hatten sich die Borrelien ein neues Tätigkeitsfeld bei mir gesucht?

Meine Bluttests sahen genauso aus wie die vom letzten Jahr — nur daß ich inzwischen wußte, daß das alles und nichts zu sagen hatte.

Anfangs war ich regelrecht geschockt und deprimiert:
hatte mein Therapiekonzept nun doch nach so hervorragenden Anfangserfolgen versagt?

Ehrlicherweise mußte ich mir aber eingestehen, daß ich mit meinen vielen guten Vorsätzen immer nachlässiger geworden war, je besser es mir ging.

Spätestens jetzt dämmerte mir, daß man wegen der ständigen Gefahr einer Neuinfektion seine Therapie-Bemühungen ununterbrochen beibehalten sollte. Sogar die Schulmediziner behaupten, daß ein intaktes Immunsystem mit einer (erneuten) Borrelien-Infektion durchaus alleine fertig werden könnte, ohne jegliche Erkrankung. Zumindest würde die permanente Durchführung von Maßnahmen zur Stärkung der Immunkräfte die Ausmaße einer erneuten Infektion in Grenzen halten.

Mit verstärkter Einnahme von Magnesium habe ich die Krämpfe lindern können und ansonsten meine Magnetausrüstung um Nacken- und Bauchbandagen erweitert. Nach ca. sechs Wochen konnte ich sie beiseite legen, weil die Schmerzen verschwunden waren.

Im darauffolgenden Jahr setzten nach erneuten 14 Zeckenbissen und unzähligen anderen Stichen nur noch kleine, kurzzeitige Wehwehchen ein. Mal schmerzte der linke Fuß, dann die rechte Hüfte, mal das rechte Fußgelenk, dann wieder links ein Zehengelenk.

Seitdem trug ich nun auch an den Fußgelenken solche Magnetbänder – und hatte monatelang meine Ruhe.

Im darauffolgenden Herbst erging es mir jedoch genauso. Da traten wieder Schmerzen und Lähmungserscheinungen auf: mal im Fuß, mal im Knie, mal in der Hüfte oder im Rücken, meist nur für ein paar Stunden, manchmal aber für Tage.
Und das alles trotz meiner Magnet-Ausrüstung.

Ich fand das reichlich deprimierend. Sicher, ich hatte täglich stundenlang – viel zu lange! – am Computer gehockt (sonst wäre dieses Buch nie fertig geworden). Na ja, und von meinen vielen guten Vorsätzen bzw. deren „Vergessen" will ich lieber schweigen. Ich hatte in den letzten Wochen eine regelrechte Abneigung gegen meine „Roßkur"-Methoden entwickelt. Statt dessen sehnte ich mich nach ganz simplem Apfelsaft.

Also hab ich eine Apfelsaft-Orgie veranstaltet. Nicht zu „therapeutischen Zwecken" – sondern lediglich, weil mir danach zumute war.

Nach zwei Tagen waren sämtliche Schmerzen und Beschwerden wie weggeblasen.

Erst da fiel mir der Satz von Jean Carper wieder ein:

„Bei Untersuchungen in Kanada erwies sich Apfelsaft vom Supermarktregal im Reagenzglas als hochwirksam bei der Ausschaltung von Polioviren.."(a.a.O. S. 147)

Sollte meine chronische Borreliose doch eine Polio-Erkrankung sein – oder beides?

Ich habe viel darüber nachgedacht, wieso mich nach knapp 3jähriger Anwendungszeit dann doch meine Magnet-Therapie „im Stich gelassen" hatte. Lag hier eine Art Gewöhnungseffekt vor? Wäre es doch besser, diese Magnete zwischenzeitlich immer mal wieder abzulegen? Oder hatte ich jetzt selber den Fehler gemacht, alle Rettung von einer einzigen Methode zu erwarten – und darüber meine sonstigen Bemühungen zu stark vernachlässigt?

Behandlungsversuche bei Tieren

Die neuen Erkenntnisse, die mir so hervorragend geholfen hatten, sollten natürlich auch meinen Haustieren zugute kommen. Da es bekanntlich bei Tieren und Pflanzen keinen „Placebo-Effekt" geben kann, weil sie weder unter Einbildung noch unter Gutgläubigkeit leiden, war ich sehr gespannt auf das Ergebnis eines solchen Versuches.

Ich hatte damals zwei uralte Geschwisterkatzen von 15 Jahren. Die eine hatte seit geraumer Zeit eine dicke, hühnereigroße Geschwulst unter dem Bauch und die andere war praktisch blind. Ihre trüben, grau-verschwommenen Augen ließen auf grauen Star schließen.
Bei beiden meinte der Tierarzt, eine Operation sei in dem Alter sinnlos.

Nachdem ich mit meinen Joghurt- und Buttermilch-Orgien begonnen und begriffen hatte, welchen gesundheitlichen Nutzen diese Sauermilchprodukte haben, bekamen auch meine Katzen täglich ein frisches Schälchen Quark hingestellt. Davon konnten sie fressen, so viel wie sie wollten,.
Außerdem hängte ich jeder ein „Damen"-Magnetarmband als Halsband um. Bei jungen, kräftigen Tieren müßten diese Magnetbänder sicherlich vergrößert werden, damit die Katzen keine Erstickungsanfälle bekommen. Die „Herren-Ausgabe" dieser Magnetbänder hielt ich ohnehin für erheblich zu breit und zu schwer für eine Katze.

Beide Tiere akzeptierten diese ungewohnten Halsbänder sofort bereitwillig. Ich fand, das sei ein gutes Zeichen. Hätte sich auch nur eine gegen den neuen „Schmuck" gewehrt, wie es bei den Floh- und Zeckenhalsbändern immer der Fall war, hätte ich meinen Versuch sofort beendet, um den Tieren jeden Streß zu ersparen.

Die Katze mit dem Geschwür hatte danach wochenlang Durchfall, zeigte aber sonst keinerlei Anzeichen von Krankheit oder Mattigkeit. Ganz im Gegenteil. Sie wirkte lebhafter und aktiver als die ganze Zeit zuvor.
Nach 3 Monaten war die Geschwulst restlos verschwunden. Ich vermute, daß meine Katze den Durchfall brauchte, um die Geschwulst ausscheiden zu können.

Bei der anderen Katze konnte ich beobachten, wie die Augen nach und nach immer klarer wurden, bis sie wieder ihre ursprüngliche grünliche Farbe hatten. Auf Grund unzähliger Beobachtungen bin ich absolut sicher, daß meine Katze wieder sehen kann – trotz ihres Alters.

Ich vermute, daß die Magnet-Therapie eine bessere Durchblutung der Augen bewirkt hat, so daß deren Alterungsprozeß rückgängig gemacht wurde.
Auch eine beginnende Steifigkeit in den Gelenken hat sich so weit gebessert, daß die alte Katze inzwischen wieder springen kann, was sie zuvor sorgfältig vermied.

Seitdem ich diese sensationellen Erfolge mit Magnetfeldtherapie bei meinen Haustieren erlebt habe, bin ich fest davon überzeugt, daß die Magnetfeld-Therapie wahrhaft ungeahnte Möglichkeiten bietet.

Der „Parasitenzapper" nach Hulda R. Clark

Schon im Krankenhaus war ich von allen möglichen lieben Mitmenschen mit allerlei Gesundheits-Literatur „zugepflastert" worden – u.a. mit dem Buch „Heilung ist möglich" von der amerikanischen Ärztin Hulda R. Clark. Was ich da als Vorwort las, weckte in mir große Hoffnungen auf eine schnelle, dauerhafte und „einfache" Heilung:

„Es ist nunmehr möglich, mit Hilfe von elektrischem Strom Bakterien, Viren und Parasiten innerhalb von Minuten abzutöten – nicht erst in Tagen oder Wochen wie etwa bei Antibiotika.
Dieses Verfahren ist sicher und ohne Nebenwirkungen. Es übt keinen störenden Einfluß auf andere Heilverfahren aus, die parallel angewandt werden.
Bei sachgemäßer Handhabung und genauer Befolgung der in diesem Buch beschriebenen therapeutischen und sonstigen Maßnahmen sind Heilerfolge auch in vielen als „hoffnungslos" betrachteten Fällen möglich, wie die zahlreichen Fallgeschichten eindrucksvoll belegen."

Das klang ja wahrhaftig phantastisch! Für so eine Ruckzuck-Heilung würde ich gern meine Abneigung gegen elektrische Therapiegeräte hintanstellen!

Ich werde versuchen, mit wenigen Worten und meinem laienhaften Verständnis die geniale Entdeckung von Hulda R. Clark wiederzugeben:

Für Hulda R. Clark gibt es nur zwei Krankheitsursachen:
Umweltgifte und/oder Parasiten.

Umweltgiften könne man nur durch **Vermeiden** entfliehen – und Parasiten ließen sich alle innerhalb von Minuten elektronisch abtöten. (S. 26/27)

Auch für die Diagnostik hat diese Ärztin ein neues Verfahren entwickelt, bei dem ihre „elektronische Technik (...) eine Untersuchung auf Viren, Bakterien, Parasiten, Lösungsmittel und Toxine
[erlaubt]. (...) Dieses Verfahren ist darüber hinaus einfach, billig,
schnell und absolut zuverlässig.(,,,) [Es] beruht auf funkelektronischen Prinzipien."(S. 3O)

Vereinfacht formuliert: jedes Lebewesen, also auch jede Bakteri-
en- oder Virenart (und auch jeder sonstige „Stoff") sendet sozusagen auf einer ganz bestimmten Frequenz. Folglich kann man per
Resonanz austesten, welche Schadstoffe und welche Parasiten
sich derzeit in dem Körper eines Menschen angesammelt haben
oder aufhalten.

Das Gerät, das Hulda Clark zum Austesten der jeweiligen Frequenzen entwickelt hat, nannte sie „Synchrometer".

Mit diesem Synchrometer fand Hulda Clark z.B. heraus, daß sich
in der Leber(!) aller ihrer Krebskranken der Große Darmegel be-
fand (S. 34).

Von dieser funkelektronischen Diagnose ausgehend, kam ihr der
Gedanke, daß die festgestellten Parasiten dann auch mit einer
geeigneten Frequenz sozusagen „ausgelöscht" werden könnten.

In jahrelangen Versuchsreihen hat Hulda R. Clark die Frequenzen
ermittelt, mit denen die jeweiligen Parasiten feststellbar und – vor
allem – mit welchen sie eliminierbar sind.

Man benötigt dazu einen Frequenzgenerator, wie sie ihn bereits in
ihrem 1. Buch „Heilverfahren aller Krebsarten" beschrieben hat. In
dem mir vorliegenden Buch „Heilung ist möglich" hat sie die S.44
– 56 dem Bau eines solchen Gerätes gewidmet. Da Hulda R.
Clark dieses Eliminieren der Parasiten als „Zappen" bezeichnet,
ist ihr Gerät inzwischen als „Parasitenzapper" bekannt geworden.

Natürlich hätte ich am liebsten sofort so einen Parasitenzapper
ausprobiert. Auf den S. 605 - 643 kann man die zum Abtöten er-

166

forderlichen Frequenzen in übersichtlichen Listen und Tabellen nachlesen:

Borrellia burgdorferi: 378,95 Kilohertz - 382,0 Kilohertz
Epstein-Barr-Virus: 372,5 Kilohertz - 382,85 khz
(Also liegen auch die Frequenzbereiche der Borrelien-Bakterien und der Epstein-Barr-Viren ganz nah beieinander. Hängt die Ähnlichkeit der Wirkungen dieser Krankheitserreger mit ihrer physikalischen Ähnlichkeit zusammen?)

Nicht verstanden habe ich jedoch, warum auf S. 630 die burgdorferi-Bakterien mit dem Zeichen „v" für „Virus" versehen worden sind.
Irrtum? Druckfehler? Oder zählt Hulda R. Clark tatsächlich die Borrelia burgdorferi zu den Viren? Darüber hätte ich gern Näheres gewußt.

Leider sind mein technisches Wissen und meine technischen Fähigkeiten gleichermaßen unterentwickelt. Einen Parasitenzapper selber zu bauen, kam für mich also nicht infrage. Folglich ging ich auf die Suche nach einer Bezugsadresse, bei der man so ein Gerät fertig kaufen könnte (vgl. Bezugsquellenangaben im Anhang).

Nachdem die erste Anfangseuphorie verflogen war, gingen mir immer mehr Fragen durch den Kopf. Ich konnte mir einfach nicht vorstellen, wieso bei dieser Methode tatsächlich nur das, was man loszuwerden wünscht, ausgelöscht wird. Könnte es wirklich keine Schäden dabei geben, indem sozusagen unbeabsichtigt und versehentlich auch noch anderes „weggekillt" würde?

Wieder einmal kam mir der Zufall zu Hilfe. In einer Zeitschrift für Naturheilkunde und verwandte Gebiete entdeckte ich eine Anzeige von einem Parasitenzapper-Hersteller.
Natürlich griff ich sofort zum Telefonhörer und bestürmte den Hersteller mit meinen Fragen.

Der Hersteller meinte, daß man die von mir angesprochene Gefahr nie ganz ausschließen könnte.

Da sank meine Begeisterung beträchtlich. Was nützten mir weg-
gekillte Borrelien, wenn ich nach der Killerei andere Defekte feststellen müßte?

Außerdem hatte sich Hulda R. Clark nur mit dem US-
amerikanischen burgdorferi-Typ befaßt. Würden für die anderen
Borrelienstämme hier in Europa dieselben Frequenzen genügen?

Jetzt erst wurden mir die „Hinweise für den Leser" (S. 6, a.a.O.)
bewußt, über die ich anfangs einfach hinweggelesen hatte:

„Alle Angaben sind von mir und dem Verlag nach bestem Wissen
geprüft worden. Doch jeder Mensch ist einzigartig und kann ver-
schieden auf die in diesem Buch vorgeschlagene Methode reagieren. Deshalb bitten wir den Leser um Verständnis dafür, daß wir
nicht für eventuelle nachteilige Folgen im Zusammenhang mit den
hier gegebenen Informationen haften können."

Das waren klare und ehrliche Worte! Bei einer erfahrenen Ärztin
wie Hulda Clark hätte ich mich vielleicht auf einen Versuch einge-
lassen. Bei einem mir unbekannten Hersteller im guten Glauben,
daß er mir schon die richtige Frequenz liefern würde, einen Parasiten-Zapper zu bestellen und dann alleine damit daheim herum-
zuexperimentieren, erschien mir einfach zu gefährlich. Ich hab die
Finger davon gelassen.

Vielleicht war ich ja nur zu feige – aber mir erschien die ganze
Methode noch zu neu, zu unerprobt. Hatten sich wirklich schon
alle Eventualitäten und mögliche Risiken herauskristallisiert?

Sehr gut gefiel mir jedoch, daß Hulda Clark immer wieder betont,
daß man nicht meinen soll, man wäre nach dem Abtöten der Erreger schlagartig wieder topfit und kerngesund:

"Vergessen Sie aber nicht, daß die eigentliche Herausforderung
nicht in der Abtötung von Erregern, sondern in der Wiederherstel-
lung von Gesundheit und Abwehrkräften liegt." (S. 36)

Ja, da konnte ich sofort zustimmen; an diesem Punkt trafen sich ihr und mein Ansatz ohnehin.

Obwohl ich auf den Einsatz des Parasiten-Zappers verzichtet habe, verdanke ich Hulda R. Clark eine Fülle von Informationen über Umweltgifte, Schadstoffe und sonstige Belastungen, die uns täglich von außen zugemutet werden. Auch die Kapitel „Einfache Verbesserung der Lebensweise" (S. 442 ff) und „Vier Sanierungsprogramme" (S. 454 ff: Sanierung der Ernährung, des Körpers, des Hauses etc.) wird jeder „Gesundheitswillige" mit großem Gewinn lesen.

Ganz gleich, ob jemand den Parasiten-Zapper anwenden will oder nicht: in Bezug auf Immunkräfte-Anregung und Wiederaufbau von Kondition, Kraft und Ausdauer haben wir alle dieselben Aufgaben zu lösen.

Orgon-Akkumulator und Orgon-Strahler
nach Wilhelm Reich

Genauso wenig wie an den Parasiten-Zapper habe ich mich bislang an Therapiegeräte gewagt, die auf den Forschungen und Entdeckungen von Wilhelm Reich basieren.

Dabei will ich in keiner Weise deren Wirksamkeit in Frage stellen. Im Gegenteil: ich achte und schätze Wilhelm Reich als genialen Erfinder und weltweit anerkannten Autor psychologisch-soziologischer Fachbücher.

Eigenartigerweise erwähnen weder der 10-bändige Duden noch der 15-bändige Brockhaus Reichs technische Forschungen und Entdeckungen. Beide Nachschlagewerke nennen ihn nur als anerkannten Psychoanalytiker und unterschlagen seine sensationelle Orgon-Theorie.

Wenn die Erfindungen von Wilhelm Reich nicht von erheblicher Effektivität und wirtschaftspolitischer Bedeutung gewesen wären – ich erinnere Z.B. an seine erfolgreichen Experimente zur Wetterbeeinflussung – wäre er wohl kaum auf bis heute ungeklärte Weise 1957 in einem US-amerikanischen Gefängnis ums Leben gekommen (ein angeblicher Selbstmord, weil ihm seine eigenen genialen Entdeckungen „zu Kopf gestiegen" seien...).

Offiziell heißt es, bei seiner Verhaftung wären sein Spätwerk und seine technischen Entwicklungen wegen ihrer „Gefährlichkeit" beschlagnahmt und vernichtet worden.

Das kann ich beim besten Willen nicht glauben. Die Wahrscheinlichkeit, daß seine kompletten Unterlagen bei irgendwelchen Geheimdiensten gelandet sind, halte ich für entschieden größer! Weit eher könnte man meinen, daß wir diesen nicht nur ungewöhnlichen, sondern regelrecht unnatürlichen „Jahrtausendsommer 2003" der Weiterentwicklung seiner Wetterbeeinflussungs-

Methoden verdanken und viele unserer Wetter-„Vorher"sagen längst Wetter-Planungsangaben sind. Immerhin konnte Wilhelm Reich schon vor ca. 5o Jahren mit seinen Apparaten sowohl Wolkenfelder auflösen als auch Wolken und Gewitter gezielt erzeugen.

Sollten etwa auch derartige Wettermanipulationen gemeint oder beabsichtigt gewesen sein, als Bush mit markigen Worten ankündigte, man werde wegen der Ablehnung des Irak-Krieges „**Frankreich strafen**, Deutschland ignorieren und den Russen vergeben"? (zuletzt zitiert im Trierischen Volksfreund v. 23.9.03 S.3))

Die Tatsache, daß man in diesem heißen Jahr 2003 bereits im Juli in den Zeitungen lesen konnte, die Trockenheit würde bis Ende September andauern, kann ich mir jedenfalls nicht anders erklären als mit derartigen Wetterexperimenten. Normalerweise konnte man sich doch nicht mal auf den Wetterbericht fürs kommende Wochenende verlassen ...Möglicherweise besteht sogar ein Zusammenhang zwischen derartigen Wettermanipulationen und den erschreckend zahlreichen „Hitze-Toten" dieses Jahres. Mir schien, als ob sowohl die hohe Anzahl der Sterbefälle als auch die gravierenden Schäden in der Natur und in der Landwirtschaft meist nur am Rande in den Medien erwähnt wurden. Jede andere Naturkatastrophe hätte eindrucksvollere und anhaltendere Schlagzeilen bekommen als diese!

Im übrigen bin ich fest davon überzeugt, daß wir – wenn diese extremen Temperaturen nicht gewesen wären – in politischer Hinsicht einen „heißen Sommer" erlebt hätten, wie ihn Deutschland und Europa noch nicht oder schon lange nicht mehr gesehen haben. Nie zuvor waren Anti-Kriegsstimmung und Anti-Amerikanismus so einhellig und weit verbreitet in sämtlichen Bevölkerungsschichten.
Deswegen kann ich es auch nicht als „Zufall" ansehen, daß prompt zeitgleich mit dem Irak-Krieg mal wieder der „Military look" in Mode kam. Seit dem Vietnam-Krieg fiel mir das immer wieder auf: Militär-Klamotten werden eigenartigerweise jedesmal dann „modern", wenn die US-Regierung einen ihrer Angriffskriege führt.

Vermutlich wäre Wilhelm Reich besser in irgendein anderes Land ausgewandert als ausgerechnet in die Vereinigten Staaten ...

Er war der Meinung, daß er eine neue, bislang unbekannte, überall vorhandene Energieform entdeckt hätte, die er „Orgon" nannte (verwandt mit dem, was asiatische Heilweisen als „Prana" oder „Ch'i" bezeichnen). Diese Energie versuchte er zu sammeln und zu konzentrieren. um sie für den Menschen nutzbar zu machen. So entwickelte er seinen „Orgon-Akkumulator", den man sich – vereinfacht ausgedrückt – etwa wie eine speziell isolierte „Telefonzelle" vorstellen kann. Nach Reichs Beobachtungen brachte schon ein relativ kurzzeitiger Aufenthalt in dieser „Orgon-Kammer" einen enormen Vitalitäts-Zuwachs. Offenbar stärkte und kräftigte, stabilisierte und harmonisierte dieser Orgon-Akkumulator den gesamten Organismus.

Der Orgon-Strahler knüpft hieran sozusagen im „Kleinformat" an. Auf den ersten Blick sieht er wie eine Art Schreibtisch-Strahler aus: eine schmale, längliche Metallröhre auf einem Metallfuß. Im Unterschied zum Orgon-Akkumulator kann man ihn daher gezielter auf bestimmte Körperzonen gerichtet einsetzen. Inzwischen hat man Methoden entwickelt, wie man seine Wirksamkeit über ganz bestimmte Frequenzen gegen spezielle Krankheiten und Beschwerden steigern kann.
Mit Hilfe des Orgon-Strahlers kann man also angeblich sowohl Stoffe verbessern (Schwingung erhöhen, Energie steigern, z.B. bei Lebensmitteln, Trinkwasser, ätherischen Ölen u.s.w.) als auch Schwingungen „löschen" (z.B. bei Schadstoffen, Krankheitserregern u.s.w.).

Zugegeben: auch dies klingt alles sehr verlockend und verheißungsvoll.
Ich selber habe jedoch einen „Heidenrespekt" vor allen Methoden, die mit Strahlungen, Energie-Übertragungen o.ä. zu tun haben. Mir fehlt mit Sicherheit das technische Verständnis, um mit solchen hochsensiblen Geräten verantwortungsvoll umgehen zu können. Ob Wilhelm Reich seine Erfindungen tatsächlich als

172

Gebrauchsgegenstand für jeden Wald- und Wiesen-Haushalt gedacht hat, weiß ich nicht. Ich sehe da jedenfalls einen himmelweiten Unterschied zu der Arbeit von Edward Bach, der ja ganz bewußt „Naturheilmittel für jedermann" zur Selbstbehandlung entwickeln wollte.

Aus jahrhundertelanger Erfahrung weiß man ja, daß Naturheilmittel praktisch keinen Schaden anrichten.
Wie kurzzeitig und wie begrenzt sind dagegen die Erfahrungen, die mit derartig neuen Energie-Geräten gesammelt wurden!?

Im übrigen sehe ich auch eine grundsätzliche Gefahr bei diesen beeindruckenden Erfindungen:
Können sie nicht auch erheblichen Schaden anrichten, sei es „aus Versehen" oder aber auch mit Absicht, wenn diese Technologie in die falschen Hände gerät? Ich fürchte, selbst für militärische Zwecke wäre diese Technologie „hervorragend" geeignet!

Ich habe jedenfalls keinerlei Ehrgeiz, zum Versuchskaninchen für neue Technologien zu werden – ganz gleich, ob es sich um den Parasiten-Zapper oder um Orgon-Energie handelt. (Dieselbe Einstellung vertrete ich auch gegenüber gen-manipulierten Lebensmitteln: auch bei ihnen kann doch noch kein Mensch wissen, welche Schäden sie langfristig auslösen!)

Der sogenannte „Therapie-Computer"

Es hätte nicht viel gefehlt, und mir wäre trotz aller Vorsicht mein Bemühen, „um jeden Preis" wieder gesund werden zu wollen, zum Verhängnis geworden.

Eines Tages flatterte mir aus einer Zeitschrift ein wunderschöner, edel aufgemachter Prospekt entgegen. Es handelte sich um Werbung für einen neuartigen „Therapie-Computer", mit dem angeblich jeder jederzeit jede Krankheit behandeln könnte. Schlafstörungen beseitigen, Immunkräfte anregen, Herzbeschwerden beseitigen – das alles sei kein Problem mehr mit diesem neuartigen Gerät, das den ganzen Körper harmonisieren, stabilisieren und vitalisieren würde.

Da es mir damals noch hundserbärmlich ging, erschien mir diese Werbung wie ein Wink oder ein Geschenk des Himmels. Was war ich doch für ein Glückspilz, daß ich erst jetzt so schwer erkrankt war, wo es so gute Hilfsmittel gab! Da schreckte mich auch der stattliche Preis von gut 600 Euro nicht ab. So viel muß einem die eigene Gesundheit doch wohl wert sein!

Voller Begeisterung rief ich diese Firma an, um nachzufragen, ob ich denn wohl auch beim Kampf gegen meine Borrelien mit diesem Gerät Erfolge erzielen könnte.

Die Antwort war niederschmetternd: ob mir denn klar sei, was für eine lebensgefährliche, entsetzliche Krankheit die Borreliose sei? Nein, bei ernsthaften Krankheiten sei dieses kleine Taschengerät bei weitem nicht ausreichend. Das sei ja auch nur als Zusatzgerät gedacht, das man z.B. bequem auf Reisen mit sich führen könnte. Bei ernsthaften Erkrankungen könne nur das große Originalgerät des Erfinders helfen. Dessen Sohn sei derzeit in Deutschland. Dieser könne mir dazu Genaueres sagen.

Ich erinnerte mich: im Prospekt hieß es, der Erfinder sei ein in Südafrika wohnender Deutscher, ein Dr. B. Merkwürdigerweise

174

stand nicht dabei, was für einen Doktor–Titel dieser Mann erworben hatte. Schließlich besteht ein riesiger Unterschied zwischen einem Dr. med., einem Juristen, einem Philosophen oder Naturwissenschaftler. Merkwürdig. Kein Dipl. Ing. würde je schreiben, er sei ein „Dipl." Der Zusatz ist doch wichtiger und aussagekräftiger als der Titel. Es sei denn...

Aber so weit war ich noch lange nicht. Mich interessierte momentan nur die Funktionsweise dieses Therapie-Computers. Auf der Abbildung sah er ganz genau wie so ein herkömmliches T.E.N.S.-Reizstromgerät aus. Beide hatten ganz ähnliche Gummi-Noppen, die man an den zu behandelnden Körperstellen befestigt. Wo war der Unterschied?
Ein T.E.N.S.- Gerät bekommt man allerdings schon für ca. 5o Euro...

Mein Gesprächspartner – mit einer Stimme vom Typ „junger, dynamischer Manager" – war entgeistert. Um Himmelswillen, nein, mit einem T.E.N.S.-Gerät dürfte man sein Produkt nicht in Verbindung bringen. Der Unterschied sei ebenso simpel wie gravierend: Reizstrom sei gesundheitsschädigend (!) während sein Gerät absolut gesundheitsförderlich arbeiten würde.

Langsam wurde ich ungeduldig. Wenn feststand, daß das Gerät **nicht** mit Reizstrom arbeitete, dann mußte doch eine ebenso klare Aussage möglich sein, womit es denn dann seine Wirkungen erzielte.

Der junge Mann versuchte offenbar, sich geschickt aus der Affäre zu ziehen: also, dafür müßte ich doch Verständnis haben, das sei doch gerade ihr Betriebsgeheimnis!
I
Ich fand, er müsse aber doch seinerseits Verständnis dafür haben, daß ich kein Gerät kaufen und anwenden würde, dessen Wirkprinzip ich weder kenne noch verstehe! Wie sollte ich denn da beurteilen können, ob ich eine solche Anwendung überhaupt vertragen würde?

Die Antwort klang wahrlich „beruhigend": das Geräte arbeite mit einem „metaphysischen Faktor"! Mehr könne und dürfe er mir nicht dazu sagen.

Gütiger Himmel! Ich kauf doch kein „Betriebsgeheimnis" mit „metaphysischem Faktor" für über 6oo Euro! Das sind doch fast 1300 gute, alte DM!

Es kam noch besser.

Ich hatte die Handy(!)-Nr. dieses Erfinder-Juniors bekommen. Der würde mir ja wohl Genaueres über seinen „metaphysischen Faktor" erklären können.
Vielleicht war mein erster Gesprächspartner ja nur eine Art Versandleiter zum Bestellungen annehmen und hatte von nichts Ahnung ...

Also rief ich diese Handy-Nr. an. Eigentlich hätte ich mir dieses Gespräch sparen können, denn bezüglich der Funktionsweise dieses Wundergerätes erfuhr ich nichts Neues. Statt dessen bestätigte mein neuer Gesprächspartner das, was mir sein Kompagnon auch erzählt hatte: das kleine „preiswerte" Gerät sei nur eine Taschenausgabe für minimale Allerwelts-Wehwehchen, besser gesagt: zur alltäglichen Entspannung zu Hause und auf Reisen.

Eigenartig. Im Prospekt klang das aber ganz anders. Da war es doch als regelrechtes Allheilmittel angepriesen worden!

Ja, das sei es auch, weil es nach demselben Prinzip arbeiten würde, wie der große „richtige" Therapie-Computer. Von da habe es durchaus dieselbe (!) Wirkung – nur natürlich erheblich schwächer. Dafür wäre es ja auch kleiner und billiger.

Mir fiel gerade noch rechtzeitig ein, mich nach dem Preis dieser Wundermaschine zu erkundigen:
30 000 DM, also 15 000 Euro!!!

Ich habe nur noch nach Luft geschnappt und gesagt, daß ich so viel Geld nicht hätte.

Aber da bekam ich etwas zu hören! Das sei doch preiswerter als ein Kleinwagen! Wenn mir das meine Gesundheit nicht wert wäre, ginge es mir offenbar noch viel zu gut. Heutzutage würde doch jeder für lauter unwichtige Dinge einen Kredit aufnehmen – und ich sei nicht einmal bereit, ernsthaft zu überlegen, wie ich das Geld auftreiben könnte, um einer absolut tödlichen Krankheit zu entkommen!
Mein Leben wäre mir also nicht einmal diese läppischen 30 000 DM wert? Ob es denn niemanden geben würde, den mein Tod (!) schmerzlich treffen würde, so daß ich wenigstens meiner Familie zuliebe bereit wäre, endlich (!) das einzig Richtige (!) für meine Genesung zu tun!?

Großzügigerweise bot er mir auch gleich an, mir bei der Beschaffung des Geldes behilflich zu sein. Dazu brauchten wir uns nur zu einem Beratungsgespräch zu treffen. Das würde allerdings noch einmal 150 DM / 75 € extra kosten ...

Ich war derartig wütend und schockiert, daß ich nur noch irgendetwas Bissiges im Sinne von: lieber elendiglich an Millionen Borrelien zugrunde gehen, als so einem das Geld in den Rachen zu werfen, in den Hörer fauchen konnte.

Tausenderlei ging mir gleichzeitig durch den Kopf:
Wie viele Menschen, die tatsächlich keinerlei Hoffnung mehr haben, weil sie schon Dutzende von Ärzten zu Rate gezogen und sämtliche Medikamente ausprobiert haben, und denen nichts wirklich geholfen hat, würden in diesem pompös aufgezogenen Schwindel den berühmten rettenden Strohhalm sehen, an den sie sich mit aller Kraft klammern würden –– egal, um welchen Preis?

Für mich stand fest, daß hier faustdicker Betrug vorlag, „sittenwidrige" Wucherpreise für ein Gerät, in dem vermutlich tatsächlich nur die ganz normale T.E.N.S.-Technologie steckte.

Ein solcher Betrug, ein derartig schäbiges, kaltschnäuziges, rücksichtsloses Ausnutzen der Angst von Menschen, die sich wirklich bereits aufgegeben haben – Krebskranke, Verzweifelte, absolut Hoffnungslose – müßte doch strafbar sein!

Ich habe einem Kripo-Beamten diese Angelegenheit vorgetragen. Er schüttelte nur resigniert den Kopf:
er hätte schon eine ganze Sammlung von ähnlichen Aktivitäten. Man könne niemandem verbieten, sich betrügen zu lassen. Diese Firma würde keinerlei konkrete Angaben machen – also auch keine falschen!
Natürlich könne man so ein T.E.N.S.-Gerät als „Computer" bezeichnen – und zur (Begleit-)Therapie sei es ebenfalls geeignet. Für die angeblich grandiosen Gesundheitsverbesserungen würde ja keinerlei Garantie übernommen. Das seien Möglichkeiten, die man ja nicht prinzipiell ausschließen könnte bei dem einen oder anderen.
Wenn sich ein Kunde mangels gründlicher Information zu einem horrenden Preis Murks andrehen lasse, so sei das zwar sehr bedauerlich und ärgerlich – aber eben nicht strafbar.
Das Einschüchtern und Unterdrucksetzen am Telefon mit Panikmacherei und Schwarzmalerei wäre ohnehin nicht im juristischen Sinn beweisbar. Mit derartigen Verkaufstricks müßte man doch heutzutage jederzeit und überall rechnen.

In was für einer Welt leben wir eigentlich?

Inzwischen bietet diese noble Firma – mittlerweile mit drei verschiedenen Firmennamen und Adressen – auch Seminare an über den richtigen Einsatz ihrer Wundermaschine. Der Herr „Doktor" ist zum „kosmischen Lehrer" befördert worden – und die horrenden Seminargebühren sind aus organisatorischen Gründen bitte bar bei Seminarbeginn zu zahlen.

Wenigstens diese Maßnahme leuchtete mir auf Anhieb ein: da spart das Finanzamt viel Arbeit!

Elektro-Akupunktur als Diagnoseverfahren und ein erneuter Versuch mit Homöopathie

Von einer Behandlungs-Methode mit Elektro-Akupunktur hatte ich schon wiederholt etwas gehört oder gelesen. Aber Elektro-Akupunktur als Diagnose-Verfahren, das war mir neu.

Noch überraschter war ich, als ich erfuhr, daß es in unmittelbarer Nähe meines Wohnortes eine Ärztin gibt, die seit vielen Jahren diese Diagnose-Technik anwandte, also mit Sicherheit über einige Erfahrung verfügte.

Seit meinem Krankenhausaufenthalt waren 1 1/2 Jahre vergangen und es ging mir recht gut dank meiner „Eigentherapie".

Bis auf die wöchentlichen Schmerzattacken in Kopf, Gesicht und Nacken hatte ich keinerlei Beschwerden mehr. Trotzdem wollte ich so etwas Spannendes unbedingt ausprobieren.

Aus der chinesischen Meridian-Lehre weiß man, daß an den Fingerspitzen Meridiane (= Energiebahnen) enden, die mit sämtlichen Organen in Verbindung stehen. Wenn eines unserer Organe gestört ist, dann stört das auch den zugehörigen Meridian. Diese Störung läßt sich mit einem Spezialgerät messen. So kann man anhand dieser völlig ungefährlichen und schmerzfreien Messung in ca. 3 Stunden den gesamten Körper durchchecken und herausfinden, wo irgendwelche Schwachpunkte, Störfelder oder Krankheitsherde sitzen.

Mich beeindruckte die Einfachheit dieser Methode, die im übrigen nicht einmal von meiner sonst sehr kulanten Krankenkasse bezahlt wird! Lieber gibt man Unsummen für erheblich teurere Diagnoseverfahren aus – ungeachtet etwaiger Schäden und Nebenwirkungen – und wundert sich dann über die immensen Kosten unseres Gesundheitswesens.

Innerhalb weniger Tage bekam ich einen Termin bei dieser Ärztin. Sie vertrat die Ansicht, daß sich eine schwere Borreliose nur in einem zuvor schon geschwächten Körper breitmachen könne. Ein normal funktionierendes Immunsystem müßte allein ohne Krankheitssymptome mit den Borrelien fertig werden können. Daher sei es für mich extrem wichtig, alle möglichen Krankheitsherde in meinem Körper vollständig auszuheilen, damit er sich danach ungeschwächt mit den Borrelien auseinandersetzen könnte.

Für meine Begriffe klang das sehr plausibel. Ob diese Theorie allerdings auf jede/n zutrifft, vermag ich nicht zu beurteilen. Mir ist auch nicht klar, wie man all die Schädigungen, die von den Borrelien verursacht werden, von solchen unterscheiden will, die bereits vor der ersten Borrelien-Infektion vorhanden waren und von da dem Körper die Kraft entzogen haben, um die Borrelien in Schach zu halten.

In der Praxis läuft doch sowieso alles auf dasselbe hinaus: selbstverständlich muß man bei sämtlichen akuten Beschwerden und Symptomen genauso wie bei allen latent vorhandenen Schwachpunkten therapeutisch ansetzen, wenn eine Besserung erzielt werden soll.

Ich war außerordentlich gespannt auf das Ergebnis. Es war weit umfangreicher, als ich vermutet hatte. Von Bindegewebsschwäche über Störungen im Lymphsystem, Entzündungsherden im Kiefer bis hin zu Störfeldern, die von einem strahlenbelasteten Schlafplatz herrühren sollten, reichte die Liste.
Ich verstand die Welt nicht mehr. Da blieb ja kaum noch etwas von mir übrig, was nicht gefährdet, geschwächt oder angegriffen war!

Am meisten irritierte mich jedoch die Feststellung einer Belastung durch **Schweinepest**! Das konnte doch wohl nur ein schlechter Witz oder ein Irrtum sein: ich bin doch Vegetarierin!
Die Ärztin fragte mich, ob ich öfter Schokolade essen würde. Das mußte ich zugeben: inzwischen hatte ich wieder bei jedem Hundespaziergang eine Tafel Schokolade in der Tasche. Die gesün-

deren Nüsse waren mir auf Dauer zu hart für meine dritten Zähne erschienen, weil sie zu Zahnfleischentzündungen geführt hatten.
Aber was hatte denn meine geliebte Schokolade mit der Schweinepest zu tun?
Die Ärztin erklärte mir, daß den billigen Schokoladensorten Schweinefett zugesetzt würde. Sie hätte das schon oft erlebt, daß sich Vegetarier aus der Schokolade ähnliche Schadstoffe einhandeln würden wie die „Fleischesser".
Ich fiel aus allen Wolken! Wer ahnt denn so etwas! Wieder einmal hatte ich am falschen Ende zu sparen versucht.

Die Ärztin schrieb mir ein homöopathisches Präparat zur Ausleitung der Schweinepest-Belastung auf.

Meinen Schlafplatz ausmessen zu lassen und nach Anweisung eines erfahrenen Rutengängers mein Bett umzustellen, war ja noch die leichteste Übung. Aber wie sollte ich all den anderen Problemen beikommen?

Erst jetzt erfuhr ich, daß das Elekto-Akupunktur-Gerät noch eine weitere Funktion hat:
man kann mit ihm auch die Präparate austesten, die bei dem betreffenden Patienten eine Störung beheben können. Dazu muß man das entsprechende Präparat in den Schaltkreis zwischen Patient und Meßgerät einfügen.

Wenn man das richtige, also für Patient und Symptom optimal geeignete Präparat gefunden hat, zeigt das Meßgerät die zuvor ermittelte Störung nicht mehr an.
Daraus ergab sich für mich der Vorteil, daß ich so gut we sicher sein konnte, daß ich die hier ausgewählten Medikamente auch vertragen würde.
Tatsächlich zeigte das Meßgerät bei einer ganzen Reihe von bewährten Präparaten bei mir keinerlei Wirkung an.

Ich kann mir die Aufzählung sämtlicher homöopathischer Mittel, die mir daraufhin verschrieben wurden, ersparen, da sie ja ganz gezielt nur auf meine momentane Verfassung hin ausgetestet worden waren.

Hauptansatz der nun folgenden homöopathischen Therapie sollten die Entzündungsherde in den Kieferknochen sein. Die Ärztin empfahl mir, ich sollte sie operativ sanieren lassen. Da ich von derartigen zahnärztlichen und kieferorthopädischen Operationen mindestens 10 Versuche hinter mir hatte, verspürte ich wenig Neigung zu einem 11. Experiment dieser Art. Mir leuchtete einfach nicht ein, wieso eine 11. Operation mehr bringen sollte als die 10 vorausgegangenen. Mich interessierte weit mehr, was die Homöopathie bewirken würde.

Den Gedanken, daß meine Schmerzen an Kopf und Gesicht mit alten Entzündungen im Kiefer zusammenhängen könnten, fand ich durchaus bedenkenswert. Von der Lokalisierung der Schmerzherde ausgehend, hätte ich allerdings eher eine chronische Nasennebenhöhlenentzündung vermutet. Der könnte ich ja auch mit Meerwasser-Nasenspülungen und Inhalationen zu Leibe rücken.

Leider erfuhr ich erst in meiner Stamm-Apotheke, das ein Teil meiner Rezepte sich auf Frisch-Zellen-Präparate bezog. Mir war gar nicht klar, was das hieß. Als ich hörte, daß das Zellen von kleinen, jungen Kälbern und Lämmern sind, oft (immer?) aus Embryos gewonnen, ließ ich die betreffenden Präparate sofort zurückgehen.
Lieber will ich bis ans Ende meines Lebens eine Knoblauchplantage nach der anderen anlegen, als daß ich etwas derartig Ekelhaftes und Grausames zu mir nehme!

Beim Einlösen meiner Rezepte gab es jedoch noch eine zweite Überraschung:
Die verschriebenen Borrelien-Nosoden waren nicht mehr lieferbar. Offenbar drohte ihnen dasselbe Schicksal wie vielen anderen Naturheilmitteln auch: nämlich mangels „wissenschaftlicher Beweis-

barkeit" ihrer Heilwirkung sang- und klanglos vom Markt zu verschwinden.
Ich träume von dem Tag, an dem alle Borreliose-Selbsthilfe-Gruppen sich gemeinsam mit allen an Gesundheitsfragen Interessierten laut und unüberhörbar gegen derartig skandalöse Maßnahmen zur Wehr setzen.

Anbei das Info-Schreiben der niederländischen Auslieferungsfirma:

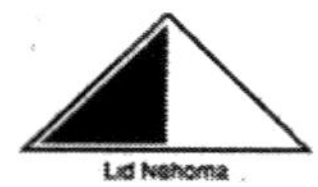

HOLOMED NEDERLAND BV
OOTMARSUM

BETRIFFT:
STORNIERUNG IHRE BESTELLUNG BORRELIA AMPULLEN

Sehr geehrte Damen und Herren,

DAß PRODUKT BORRELIA VON STAUFEN PHARMA IST NICHT MEHR LIEFERBAR WEGEN DER HOLLÄNDISCHE REGISTRIERUNGSPFLICHT.

WIR KÖNNEN STATT BORRELIA VON STAUFEN PHARMA DAS PRODUKT **HOLO YER-BOR-RHEU (als Ernährungs- Ergänzungsmittel 100 ml)** VON HOLOMED NEDERLAND LIEFERN WENN ES SICH HANDELT UM RHEUMATISCHE BESCHWERDE.

WIR KÖNNEN STATT BORRELIA VON STAUFEN PHARMA DAS PRODUKT **HOLO PAR 1-2 LYSE (als Ernährungs- Ergänzungsmittel 100 ml)** VON HOLOMED NEDERLAND LIEFERN WENN ES SICH HANDELT UM LÄHMUNG.

Vertrauend Ihnen reichend informiert zu haben und in Erwartung Ihrer Bestellung verbleiben wir mit freundlichen Grüßen,

Holomed Nederland

Im September 2003 habe ich versucht, diese Informationen zu aktualisieren bzw. zu überprüfen. Diesmal erfolgte die telefonische Auskunft, die Borreliose-Nosoden seien in Ampullenform nur

noch zur Diagnose lieferbar. Für therapeutische Zwecke seien sie allerdings als Globuli in den Potenzen D 4, D 6, D 8, D 12, D 30 und D 200 wieder erhältlich.
Wenn ich diese Information richtig verstanden habe, heißt das ja wohl, daß die Borrelien-Nosoden wieder erhältlich sind.

Nach den ersten vier oder fünf „Homöopathie-Tagen" traten für mich überraschende Effekte auf:
Als erstes überkam mich ein unbändiger Hunger.
Ich fand, daß sei ein sehr gutes Zeichen nach so vielen Jahren von chronischer Appetitlosigkeit!
Wieder richtig essen zu können, statt wie bisher mir wenigstens das Allernotwendigste hereinzwingen zu müssen, habe ich genossen wie ein Fürst!

In den nächsten Tagen schmerzte ständig wechselnd irgendeine Stelle im Gesicht, mal links, nach ein paar Stunden rechts, mal oben, mal unten.
Die „Erstverschlimmerung", die man vielen Naturheilverfahren nachsagt, hatte ich mir ganz anders vorgestellt und erst innerhalb der nächsten ein bis zwei Wochen erwartet. Jetzt hatte ich zwar häufiger Schmerzen als zuvor, aber 1. waren sie längst nicht so stark wie sonst und 2. blieben sie auf die jeweilige kleine Schmerzstelle begrenzt. Da tat also etwas weh – aber ich fühlte mich nicht krank dabei. Diese Art von Schmerzen hinderte mich auch nicht daran, das zu tun, was ich gerade tun wollte oder mußte. Mit andern Worten: sie waren nicht der Rede wert.

Das war neu.

Außerdem gingen sie in wenigen Stunden wieder weg.
Und das blieb so monatelang!

Ergebnis?
Vor allem konnte ich jetzt wieder **durchgängig** essen, weil es keinen einzigen Tag mehr gab, an dem ich vor lauter Schmerzen und Übelkeit keinen Bissen herunterbekam.

Nach ca. 3 Monaten hatte ich annähernd ein Normalgewicht von 5o Kilo (bei 1,64 m) erreicht: zum ersten Mal seit knapp 10 Jahren!

Ich weiß nicht, ob es nur an der damit verbundenen Kräftigung lag, daß mir jetzt plötzlich tausenderlei Kleinigkeiten auffielen, die ich bisher viel zu umständlich und uneffektiv erledigt hatte. Mir kamen laufend neue Ideen, wie ich ganz alltägliche Arbeitsvorgänge erheblicher einfacher und rationeller erledigen konnte. In Haus, Garten und Auto räumte ich vieles um und gestaltete es praktischer und schöner als zuvor.

Es war, als ob in meinem Kopf ein Damm gebrochen wäre, der all diese guten Einfälle zuvor zurückgehalten hätte. Mir wurde erst jetzt im Nachhinein bewußt, wie sehr ich mir oft selber im Weg gestanden hatte, wie ich mir – trotz besten Bemühens! – selber das Leben schwer gemacht hatte.

Wieder einmal mußte ich oft an all die vielen tausend Leidensgefährt/inn/en denken, denen es genauso erging und ergeht wie mir. Ich hatte mir mit meinem Elend nur selber im Weg gestanden, weil ich alleine lebe. Aber was war mit den vielen andern in Familien, Kindergärten, Schulen und Beruf? Wie viele Predigten werden ihnen Tag für Tag gehalten von Verwandten, Freunden, Vorgesetzten oder berufsmäßigen Pädagogen, Psychologen und Therapeuten?

Vorwürfe, Kritik, weise Ratschläge: lauter nutzlose Bemühungen, die absolut nichts bringen können, weil der/dem Betroffenen alle Voraussetzungen fehlen, um sie in die Tat umzusetzen. Da nutzt der fähigste Therapeut ebenso wenig wie die klügsten Sprüche.
I
In Gedanken sah ich die Berge von „Ratgeber"-Literatur vor mir: „Liebe das Leben!" – „Laß den heutigen Tag zu dem schönsten in deinem Leben werden ..." JA – **WIE DENN**, wenn die Borrelien alles ruiniert haben, was das Leben lebenswert macht?

Nun will ich wahrhaftig nicht diese „Positiv-Denken"-Literatur schlecht machen oder als überflüssig diffamieren. In meinen Augen hat sie dieselbe Funktion wie ein guter Reiseführer: beide können uns lohnende, verlockende Ziele vor Augen führen. Aber sie können uns nicht dorthin bringen. Auf die Reise begeben muß jeder sich selbst.

Beide bergen auch eine oft unterschätzte Gefahr: wenn jemand für sich selber keinerlei Hoffnung oder Chance sieht, jemals diese hehren und herrlichen Ziele zu erreichen, dann können all die verlockenden Zielvorstellungen regelrecht deprimierend und destruktiv wirken.

Durch die Erfahrung, daß sich selbst grundlegende Verhaltensmuster quasi von alleine ändern, sobald man erst einmal über die dazu erforderliche Energie verfügt, haben sich meine Einstellungen zu den sog. „Helfer"-Berufen wie Pädagogen, Psychologen, Therapeuten und Sozialarbeitern gravierend verändert. Ich meine, wirksames „Helfen" muß eigentlich zunächst einmal ein HEILEN sein – und genau davon haben die meisten unserer selbsternannten Sozialapostel keine Ahnung, solange sie im Rahmen der klassischen Schulpsychologie denken und arbeiten.

Hier liegt der wesentliche Unterschied zwischen der konventionellen, klassischen Psychologie (die m. E. genau wie die Schulmedizin in viel zu materialistischen und mechanistischen Vorstellungen festhängt) und den Ansätzen einer neuen, ganzheitlich orientierten Psychologie, die ihre Aufgabe nicht im Reparieren und wieder „Funktionstüchtig"-machen sieht, sondern heilend auf den ganzen Menschen einwirken will (wie z. B. die transpersonale Psychologie)

Helfer, Hilfsinstitutionen und Hilfsorganisationen gibt es wie Sand am Meer. Bezeichnenderweise sind aber gerade die Engagiertesten von den darin Beschäftigten meist maßlos frustriert, weil sie nur so erschreckend wenig bewegen können.

Heute denke ich, daß das nicht zuletzt daran liegt, daß unser „Helfer"-Konzept falsch ist.

Ohne Heilung ist die ganze Helferei sinnlos.

Wo aber echte Heilung erfolgt ist, ist keine Hilfe mehr nötig, weil der/die Geheilte sich selber helfen kann..

Ich weiß, das klingt zunächst einmal reichlich radikal. Jedenfalls bin ich mir subjektiv absolut sicher, daß zumindest in Bezug auf Borreliose-Kranke die ganze Helferei mehr schadet als nützt. Borreliose-Patienten brauchen Verständnis, Zuneigung und Akzeptanz als Voraussetzungen für Heilung und keine Vorträge darüber, was sie alles falsch machen und verbessern müßten.

Vielleicht können meine weiteren Ausführungen diese Einstellung veranschaulichen und verständlich machen.

In den folgenden Wochen änderte sich mein gesamtes Lebensgefühl. Ich weiß nicht, ob das allein mit diesem neuen Ausmaß an Kraft und Kondition zu erklären ist. Kann die Homöopathie einen derartigen „Stimmungsumschwung" bewirken?

Ich meine hier keine momentanen, vorübergehenden Stimmungen, sondern wirklich das Lebensgrundgefühl. Morgens wachte ich mit Freude auf den Tag auf. Einfach so! Nicht, weil der Tag irgendetwas Besonderes zu bringen versprach. Die Benommenheit nach dem Aufstehen war verschwunden. Früher hatte ich mindestens eine halbe Stunde gebraucht, bis ich richtig „wach" war. Jetzt konnte ich sofort mit irgend einer Beschäftigung „loslegen".

Auf unerklärliche Art und Weise fühlte ich mich den ganzen Tag über glücklich und voller Dankbarkeit. Es gab keinen irgendwie gearteten Grund „von außen" dafür. Es war, als ob mich mit einem Mal die ganze Welt anlachen würde. Einfach phantastisch!

188

Die Natur habe ich immer schon geliebt, aber jetzt fiel mir selber auf, daß ich all die Eindrücke draußen viel intensiver aufnahm und weit tiefer genießen konnte als je zuvor.

Ich wußte gar nicht, daß das Leben so schön sein kann!
Nicht einmal als Kind habe ich so viel Wohlbefinden, Daseinsfreude und Zufriedenheit erlebt wie in diesen Monaten.

Früher waren meine Stimmungen extrem wetterabhängig. Ich bin auch jetzt noch selig über jeden Sonnenstrahl, aber Tiefdruck draußen erzeugt schon lange keinen „Tiefdruck innen" mehr bei mir.

In mancherlei Beziehung habe ich den Eindruck, als ob ich – endlich – ein „dickeres Fell" bekommen hätte. Kleinigkeiten nerven mich nicht mehr und Schmerzliches geht nicht mehr so extrem tief unter die Haut.

Was ist passiert?

Unübersehbar ist sowohl auf der geistig-intellektuellen Ebene wie auch im seelisch-gefühlsmäßigen Bereich genau dasselbe geschehen wie mit den körperlichen Schmerzsymptomen: entweder haben meine eigenen Ich-Kräfte zugenommen, so daß mir Schmerzen aller Art nicht mehr so viel ausmachen, oder meine Beschwerden haben erheblich abgenommen – was im Endeffekt natürlich auf dasselbe hinausläuft: es geht mir gut!

Seitdem gibt es keinen Leerlauf mehr in meinem Leben. Für mich hat das Jahr wieder 365 Tage.

Meine rote Mütze trage ich meist nur noch aus liebgewordener Gewohnheit und aus Dankbarkeit. Na ja, vielleicht auch ein kleines bißchen als Maskottchen sozusagen, zur Vorbeugung ...

Ob ich diesen Durchbruch der Homöopathie verdanke, weiß ich nicht.

Auf den ersten Blick sieht es natürlich so aus, weil diese „Umpolung" zum Positiven zeitgleich mit der Einnahme von homöopathischen Mitteln einsetzte

Andererseits kann es aber auch sein, daß all die anderen Mittel, die ich zu meiner Besserung eingesetzt hatte, erst jetzt, nach etwa 2 Jahren, ihre volle Wirkung entfalten. Es heißt ja immer, daß naturheilkundliche Methoden zur Heilung durchschnittlich so viele Monate brauchen würden, wie die Krankheit an Jahren bestanden hatte. Jetzt konnte ich verstehen, warum das so ist. Naturheilmittel bringen tiefgreifende und umwälzende Veränderungen in Gang. Und die brauchen ihre Zeit.

Eine dritte Erklärungsmöglichkeit drängte sich mir hier erstmalig auf:
daß nämlich die homöopathischen Mittel auf eine mir bislang unbekannte Weise die Wirkungen all meiner sonstigen Therapiebemühungen verstärkten und umgekehrt, d.h. daß mein Selbstbehandlungskonzept erst die Grundlagen und Voraussetzungen geschaffen hat für so einen grandiosen und anhaltenden Erfolg der Homöopathie.

Übrigens waren nach den ersten zwei Wochen der Homöopathie - Einnahme auch die ständigen Schmerzen am rechten Ohr über dem geschwollenen Lymphknoten verschwunden. Seit Jahren hatte ich diese Schmerzen gar nicht mehr bewußt wahrgenommen. Es war mir so selbstverständlich, daß bei jeder Berührung (Waschen, Kämmen) das rechte Ohr schmerzte. Das gehörte einfach zum Alltag dazu – basta! Fast hätte ich gesagt, jetzt fehlte irgendetwas...nein, nein, es war ein herrliches Gefühl von Befreiung und Erleichterung: die Schmerzen waren weg – und die Schwellung ebenso!

Bis heute sind sie nicht wiedergekommen.

Das heißt nicht, daß ich jetzt vollkommen und für ewige Zeiten absolut schmerzfrei wäre. Dafür, meine ich, sind selbst 2 Jahre zu kurz, zumal man m.E. gerade bei der Borreliose eine ständige

Neuinfektion nicht ausschließen kann (s.o.). Ich weiß nicht einmal, ob ich eine totale Schmerzfreiheit je erreichen werde. Das wird sich zeigen. Gelegentlich treten einzelne leichte Schmerzsymptome immer mal wieder kurzzeitig auf. Aber damit kann ich leben, gut leben – jedenfalls besser als je zuvor. Ich bin froh und dankbar, daß die Zeiten vorbei sind, in denen ich mich nur noch verzweifelt, wie ein verwundetes Tier, vor Schmerzen gekrümmt unter meine Bettdecke verkrochen habe: bloß nichts sehen, nichts hören, am liebsten nur schlafen, schlafen, schlafen – bis der Wahnsinn wieder einmal vorbei sein würde...

Selbst wenn diese grausamen Zeiten noch einmal wiederkommen sollten – sei es, aufgrund einer Neuinfektion oder weil ich mal wieder bei meiner Selbstbehandlung nachlässig geworden bin – weiß ich jetzt, was ich dann zu tun habe und daß ich mit ihnen fertig werden kann.

Jetzt versteh ich Hulda R. Clarks Sätze weit besser als vor 2 Jahren (a.a.O. S. 29):

„Gesundheit ist nicht bloß die Abwesenheit von Krankheit. Gesundheit heißt, sich herrlich zu fühlen (...). Gesundheit heißt, für das Leben dankbar zu sein. Es heißt, glücklich darüber zu sein, den Himmel und das Wachstum in der Natur sehen zu können und Vertrauen auf den Fortschritt der Menschheit zu haben."

Na ja, über den „Fortschritt" der Menschheit kann man lange streiten. Gerade meine Beschäftigung mit Gesundheits- und Ernährungsfragen hat mir überdeutlich gemacht, daß wir nicht in der „fortschrittlichsten", sondern in der dümmlichsten Phase der Menschheitsgeschichte stecken. Nie zuvor haben Menschen so gründlich und systematisch ihre eigenen Lebensgrundlagen vernichtet und vergiftet, wie wir das heute ganz selbstverständlich tun Daß der Profit für ganz wenige auf Kosten der Gesundheit von uns allen zum allein gültigen Prinzip erhoben wurde, halte ich weiß-Gott nicht für ein Zeichen von Intelligenz oder gar Fortschritt.

Diese Selbstzerstörung im Zuge der Globalisierung notfalls mit Gewalt der ganzen Welt aufzuzwingen, dürfte ja wohl die Krönung von menschlicher Ignoranz, Hybris und Machtbesessenheit darstellen.

Dem gegenüber stellt mein Selbstbehandlungskonzept im Grunde nichts anderes dar, als einen bewußten und freiwilligen Rückgriff auf die alten, traditionellen Lebensgewohnheiten:
– zurück zu sauberen, naturbelassenen Lebensmitteln
– zurück zu ausgewogener Vollwerternährung
– zurück zur Naturheilkunde
– zurück zu natürlichen Bekleidungsmaterialien
– zurück zu altbewährten Bewegungstherapien
– zurück zu den Rhythmen und Kreisläufen der Natur
– zurück zu biologischen Baumaterialien
– Vermeiden und Abbau von Elektrosmog, Chemikalien und Strahlenbelastungen aller Art, so weit wie das in dieser verrückten Welt überhaupt noch möglich ist.

Das ist meine Form von „Glaube an den Fortschritt der Menschheit":
daß genügend Menschen bereit sein werden, aus diesem sog. „Fortschritt" auszusteigen, bevor für uns alle alles zu spät sein wird.

Meine eigenen Erfahrungen haben mir gezeigt, daß nur allzu oft erst Krankheit und Leiden uns zu einer solchen Umkehr zwingen müssen.

So gesehen könnten diese neuen Volkskrankheiten wie Borreliose, CFS, MCS, MS und wie sie alle heißen, maßgeblich dazu beitragen, ein neues Bewußtsein, neue Lebensgewohnheiten und neue Lebensformen hervorzubringen, in denen Gesundheit, Umweltverträglichkeit und Gewaltlosigkeit an allererster Stelle rangieren.

Das wäre dann wirklich ein Fortschritt.

Was ist Heilung?

Vielleicht ist jetzt der eine oder andere enttäuscht, frustriert und irritiert, weil ich von „Heilung" spreche, obwohl ich ehrlicherweise zugeben muß, daß ich trotz intensiver Bemühungen über mehr als 2 Jahre keine absolute Schmerzfreiheit erreicht habe.

Ich will mich hier nicht mit so dummen Sprüchen herausreden, wie ich sie einmal von einem Orthopäden zu hören bekam: heutzutage hätte doch jeder Erwachsene mindestens sieben mal am Tag irgendwelche Schmerzen. Das hätte überhaupt nichts zu sagen.

Subjektiv verständlich ist sicherlich, daß mir meine jetzige Verfassung wie ein Paradies auf Erden erscheint, verglichen mit all den Schmerzen und Krankheiten, die ich hinter mir habe. Aber das ist nicht der Grund, weshalb ich – etwa aus einer überschwenglichen Euphorie heraus – hier ganz bewußt von Heilung spreche.

Normalerweise stellen wir uns unter „Heilung" ein Verschwinden der Krankheitssymptome vor. Wer zum Arzt geht, hat irgendwelche Schmerzen und erwartet von dem Arzt, daß dieser etwas unternimmt oder ihm etwas verschreibt, damit die Schmerzen aufhören.

Genauso war es mir ja auch ergangen: eigentlich hatte ich ja nur diese schreckliche Lähmung mit all ihren Folgeerscheinungen loswerden wollen.

Das ist mir ja auch in der Tat gelungen. Ich kann wieder hinfahren, wohin ich will, ob ich einen Termin wahrnehme oder nicht, ist meine eigene freie Entscheidung, und mein Gedächtnis funktioniert wieder hervorragend. Wenn mir jetzt Fehler unterlaufen, ist das meist, weil ich in Gedanken bei meinen Büchern bin. Konzentrationsfähigkeit habe ich sicherlich ausreichend bei stundenlangen Arbeiten an diesem Manuskript unter Beweis gestellt. Insofern kann ich mit Fug und Recht mein Selbstbehandlungskonzept als überaus erfolgreich bezeichnen.

Für mich zählt die Tatsache, daß ich wieder ein „normales", selbstbestimmtes Leben führen und mich wieder für Anliegen, die mir wichtig sind, engagieren kann, weit mehr als die kleinen „Wehwehchen", die immer noch gelegentlich auftreten.

Damit unterscheidet sich meine Vorstellung von „Heilung" fundamental von dem, was die Schulmedizin als Heilung ansieht.

Deren Erfolgsmeldungen habe ich ja schon mehrfach kritisiert:
Wenn es ihr gelingt, eine bestimmte Symptomatik zum Verschwinden zu bringen, spricht sie von Heilung – ohne Berücksichtigung der Frage, was denn mit dem Patienten in der Folgezeit geschieht.
Wenn er erneut erkrankt und vielleicht sogar an ganz anderen Beschwerden leidet, dann ist das eben ein neuer „Fall".

Diese oberflächliche Auffassung von „Heilung", die lauter isolierte „Fälle", aber nie den ganzen Menschen (und zwar langfristig!) sieht, teile ich nicht.

Erst im Verlauf meiner Suche nach einer für mich geeigneten Borreliose-Therapie ist mir klargeworden, daß HEILUNG weit mehr erfordert als nur das Beseitigen störender Symptome.

Heilung betrifft immer den ganzen Menschen und nicht nur den Einzelaspekt einer isolierten Erkrankung.

HEILUNG bedeutet wieder „heil" werden – heil an Körper, Geist und Seele.

Wer wirklich ge-heilt werden will, muß also bereit sein, den bisherigen Weg, der ihn – aus welchen Gründen auch immer – in die Krankheit geführt hat, zu verlassen.

Er muß bereit sein, seine bisherigen Lebensgewohnheiten, seine Einstellungen und Verhaltensweisen zu ändern. Denn diese waren – ganz gleich, ob bewußt oder unbewußt – offenbar destruktiv, selbstzerstörerisch und selbstbestrafend, sonst hätte man nicht krank werden können.

Eine derartige „Kehrtwendung um 180°" erfordert enorm viel Mut und Kraft. Gerade die fehlen einem jedoch, wenn man krank ist. Man kann sich bekanntlich schlecht an den eigenen Haaren aus dem Sumpf ziehen.

Genau hier liegt meiner Meinung nach der Hauptunterschied zwischen der Schulmedizin (und den Therapie-Geräten!) und der Naturheilkunde.

Während die Schul- und Gerätemedizin nur einen Defekt zu reparieren in der Lage ist, bauen naturheilkundliche Verfahren den ganzen Menschen wieder auf – und das mit einer Intensität und Wirksamkeit, wie ich es nie für möglich gehalten hätte.

Daß ein solcher Prozeß seine Zeit braucht, liegt in der Natur der Sache.

Die Zeit, die ich mit der Suche nach einem eigenen Therapieansatz verbracht habe, war die lohnendste und wertvollste Zeit meines Lebens.

2. Einzelaspekte eines individuellen, ganzheitlichen und naturheilkundlichen Therapiekonzepts

Zugegeben: mein Ansatz hat einen Nachteil: da ich so vielerlei gleichzeitig ausprobiert, angewendet und durchgeführt habe, ist es im Einzelfall schwierig – wenn nicht gar unmöglich – aufzuzeigen, was denn nun wozu bzw. wogegen geholfen hat. Insofern können meine Erfahrungen nicht den Anspruch wissenschaftlicher Exaktheit für sich erheben.

Allerdings hatte ich ja auch niemals vor, ein wissenschaftliches Experiment zu dokumentieren. Dazu hätte ich monatelang nur eine einzige Methode bzw. nur ein einziges Mittel anwenden dürfen. Dann wäre zumindest mit an Sicherheit grenzender Wahrscheinlichkeit anzunehmen gewesen, daß dieses eine spezielle Mittel die in genau diesem Zeitraum aufgetretenen Besserungen bewirkt hätte.

Mir stand – weiß Gott – nicht der Sinn nach Experimenten dieser Art. Ich hatte nur den einen Wunsch: wieder gesund zu werden!

Im übrigen bezweifle ich, daß systematische Versuche der gerade beschriebenen Art einen nennenswerten Nutzen zeigen würden: nach meiner Einschätzung war gerade eines der wichtigsten Grundelemente für meinen Selbstbehandlungserfolg, daß ich so vielerlei gleichzeitig praktiziert habe.

Mir fällt dazu noch einmal der Vergleich mit einer Heilpflanze ein: auf eine Art und Weise, wie die Wissenschaft das bis heute weder vollständig erklären noch nachahmen kann, besitzt die gesamte Pflanze (bzw. die von ihr verwendeten Teile) eine Heilintensität, die weit über die Heilkraft der einzelnen, isolierten Inhaltsstoffe hinausgeht. Wie bereits gesagt:
Das Ganze ist weit mehr als die Summe seiner Teile.

Genauso stelle ich mir das „Geheimnis" meines Erfolges vor:
Dadurch, daß jede einzelne Methode nicht nur für sich wirkte,
sondern sowohl die Wirkung der anderen unterstützte, als auch
selber ihrerseits von allen andern Praktiken unterstützt wurde,
potenzierte sich deren Effektivität.

Diese „Potenzierung", die ich als **„SYNERGIE"**-Effekt bezeichne,
halte ich für den Schlüssel zu meinen naturheilkundlichen Erfolgen.

Die bisherige Einstellung nahezu sämtlicher Borreliose-Experten
(bis hin zum Deutschen Borreliose-Bund), daß die Naturheilkunde
„allein" nicht in der Lage sei, da helfend einzugreifen, wo selbst
die schwersten Antibiotika versagen – nämlich bei Chronisch–
und Schwererkrankten – beruht meines Erachtens auf dem Irrtum,
die Naturheilkunde müsse ein einziges „allein-seligmachendes"
Mittel bereitstellen können, das allen, jederzeit und bei jedweder
Symptomatik Linderung bringt.

Eine derartige Erwartungshaltung spiegelt unser technokratisches
Denken wieder. Aber der Mensch ist nun mal keine Maschine, die
nach Schema-F „repariert" werden kann. Was bei dem einen wahre Wunder vollbringt, kann sich bei einem anderen als nahezu
nutzlos erweisen.

Wenn man also bislang offiziell der Naturheilkunde im Kampf gegen die Borreliose lediglich eine bescheidene Nebenrolle zuge-
dacht hat, die bestenfalls ergänzend und begleitend neben der
„eigentlichen" schulmedizinischen Behandlung geduldet wurde, so
liegt das meiner Meinung nach nicht zuletzt daran, daß eben auch
fast jeder Naturheilkundler auf einige wenige Behandlungsmethoden spezialisiert ist, die oft genug höchstens nacheinander, aber
viel zu selten alle auf einmal eingesetzt werden.

Nach meiner Auffassung sind derartig isolierte Therapieversuche
bei einer schweren Erkrankung in der Tat zum Scheitern verurteilt

– genau wie der Versuch, das gesamte Meer mit einem löchrigen Schaumlöffel auszuschöpfen (Augustinus).

Wenn man diesen raffinierten, hartnäckigen und zerstörerischen Borrelien auf Dauer mit naturheilkundlichen Heilverfahren beikommen will, muß man nach meinen Erfahrungen einen „Totalangriff" starten, der auf allen Ebenen gleichzeitig ansetzt: auf der geistigen, psycho-sozialen und körperlichen Ebene, weil die Borrelien ja auch auf all diesen Ebenen gleichzeitig ihr Vernichtungswerk verrichten.

Auf diesen Erkenntnissen, Einsichten und Erfahrungen aufbauend, habe ich meinen individuellen, ganzheitlichen und naturheilkundlichen Therapieplan entwickelt.

Individuelle Therapie

Zunächst einmal meint „individuelle Therapie" ganz grundsätzlich, daß jeder Mensch einmalig ist und darum seinen ganz persönlichen, individuellen Weg zur eigenen Heilung braucht.

Konkret bedeutet das zunächst einmal, daß ganz selbstverständlich jede Therapie bei den individuellen Symptomen anzusetzen hat. Bei kaum einer Erkrankung ist die Bandbreite der Krankheitsbilder so verwirrend und vielfältig wie bei der Borreliose. Dementsprechend unterschiedlich müssen natürlich auch die Behandlungsansätze sein, die logischerweise alle Möglichkeiten nutzen sollten, um zumindest eine gewisse Linderung der akuten Schmerzen zu erreichen. Rheumatische Beschwerden wird man anders angehen als z.B. Allergien oder Herz-/Kreislaufprobleme.

Daraus ergibt sich aber auch, daß „individuelle Therapie" immer nur dem jeweiligen Leistungsvermögen und der momentanen Verfassung angepaßt sein muß. Gerade bei der Borreliose (und allen ähnlichen Erkrankungen) wirkt m.E. eine einheitliche „08/15"-Methode für alle, die die meisten über- und ganz wenige unterfordern dürfte, contra-produktiv. Nichts ist destruktiver für einen, der ohnehin schon restlos am Ende ist, als zusätzliche Entmutigung, Angst vor erneutem Versagen oder gar Vorwürfe und Kritik. Diese Tatsache erklärt die relativ begrenzten Erfolge von noch so wohlmeinenden Kur- und Therapieeinrichtungen.

Vor allem aber meint „individuelle Therapie", daß die Entscheidungen über Art, Umfang und Intensität sämtlicher therapeutischer Bemühungen einzig und allein die/der Betroffene selber fällen muß. Sein Leidensdruck zwingt ihn ganz automatisch, dazu Rat und Hilfe einzuholen. Die Entscheidung, welchem Rat man folge leisten will, muß jedoch dem Betroffenen überlassen bleiben.

Alles von außen Aufgezwungene ist per se zum Scheitern verurteilt.

Dasselbe gilt für alle Maßnahmen, die man nicht innerlich voll und ganz akzeptieren kann. Ich kann mir nicht vorstellen, daß irgendetwas von großem Nutzen sein könnte, was einen mit Widerwillen oder gar Abscheu erfüllt. Nur, wenn die innere Bereitschaft da ist, selber die Verantwortung zu übernehmen für die Gestaltung und das Gelingen eines Heilungsprozesses, sind die Grundvoraussetzungen hierfür erfüllt.

Dieses Zurückfinden in die eigene Selbstverantwortlichkeit (nicht Schuldzuweisung!!!) halte ich für den ersten Schritt zur Heilung – raus aus der Borreliose-Resignation und dem typischen Fatalismus.

Nicht zuletzt unter diesem Aspekt des Entwickelns von Eigeninitiative und Eigenverantwortlichkeit ist die Naturheilkunde der Schulmedizin nach meiner Auffassung um Welten überlegen.

In demselben Maße, in dem die Borreliose die individuelle Persönlichkeit zerstört und ruiniert, muß eine sinnvolle und effektive Therapie die Einzelpersönlichkeit wieder aufbauen.

Solange die Schulmedizin nur „Fälle", nicht aber den ganzen Menschen behandelt, kann sie diesem Anspruch nicht gerecht werden.

Ganzheitliche Therapie

Es hat sich herumgesprochen: Körper, Seele und Geist bilden in jedem von uns eine Einheit.

Jeder Borreliosekranke weiß aus eigener leidvoller Erfahrung, daß die Borrelien sich auf alle drei Bereiche gleichermaßen verheerend auswirken und darin eher einer Droge als einer Krankheit gleichen, mit der man nicht nur ganze Landstriche, sondern sogar ganze Nationen und Kontinente „ruhigstellen" könnte.

(Übrigens würde ich gern einmal eine Gesamtstatistik sehen von allen chronisch Kranken, sämtlichen Suchtkranken sowie all jenen, die wie bei der Borreliose, Migräne etc. mit schöner Regelmäßigkeit immer wieder tageweise „außer Gefecht" gesetzt sind, weil es mich sehr interessieren würde zu wissen, wieviel Prozent der Bevölkerung überhaupt noch gesundheitlich in der Lage sind, in unserer „Welt von chronischer Müdigkeit" (ich zitiere noch einmal jene Gesundheitszeitschrift) sich aktiv, bewußt und verantwortlich für die öffentlichen Belange unseres Landes einzusetzen. Erklären sich vielleicht viele Mißstände u.a. auch aus der Tatsache, daß viel zu viele Menschen aus gesundheitlichen Gründen sich schon lange nicht mehr selber aktiv für ihre berechtigten Interessen engagieren können?
Oder putzen wir Deutschen uns nur zu oft die Zähne?
Nein, nein, dies ist weder ein Druckfehler noch ein schlechter Scherz. Ich meine das sehr ernst:
Der überwiegende Teil aller Zahnpasta-Sorten enthält Fluor. Bei Albert von Haller, Macht und Geheimnis der Nahrung, kann man nachlesen, „daß es beim Fluor auf die Dosis ankommt. In höheren Konzentrationen ist es ein tödliches Gift. In äußerster Verdünnung, nach Millionstelgramm gemessen, gehört es zu den lebenswichtigen Elementen."(S. 248)
In einer ganz bestimmten, minimalen Dosierung verhindert Fluor Zahnkaries. Ein erhöhter Fluor-Gehalt (z.B. im Trinkwasser) fördert jedoch alle möglichen Störungen gesunder Zahnbildung (a.a.O. S. 246/247).

Irgendwo hatte ich früher einmal gelesen, daß in einigen KZ die Wärter dem Trinkwasser für die Häftlinge eine gewisse Konzentration an Fluor zugesetzt hätten, um die Widerstandskraft der Häftlinge zu brechen. In einer derartigen Dosierung würde Fluor dämpfend wirken und Passivität bzw. Fatalismus fördern. Ich hatte das nicht glauben wollen, bis ich die oben zitierten Ausführungen von A. von Haller las. Wenn Fluor bei Überdosierung tödlich sein kann, dann kann es sicherlich in geringerer Dosierung „lähmend" wirken.
Sieht es auch deshalb so trostlos aus „in diesem unserm Lande", weil alle Welt sich unwissentlich zu viel Fluor zuführt?)

Genauso, wie eine angemessene Borreliose-Therapie immer auf allen drei Ebenen von Körper, Geist und Seele gleichzeitig ansetzen muß, müßte man also eigentlich unser ganzes Land ganzheitlich „therapieren"...Vielleicht würde dann endlich der verbal schon oft beschworene „Ruck" durch die BRD gehen.

Dabei bin ich mir durchaus darüber im Klaren, daß diese Trennung in Körper, Geist und Seele im Grunde nur eine theoretische, eine fiktive ist. Natürlich ist „in Wirklichkeit" alles eins. Was auf der einen Ebene geschieht, wirkt sich immer auch auf alle anderen aus. Nach einem guten, gemütlichen und üppigen Essen beispielsweise, fühlen wir uns entspannt und zufrieden – und verspüren meist wenig Drang nach großartigen geistigen Leistungen („Ein voller Bauch studiert nicht gern"). Konzentrierte geistige Arbeit ermüdet genauso wie körperliche Anstrengung. Vitaminreiche, leichte Kost hält nicht nur den Körper fit, sondern beflügelt auch geistige/intellektuelle Aktivitäten.
Die Wechselwirkungen zwischen allen drei Bereichen sind also unübersehbar und jedem bekannt.

So gesehen könnte man jetzt einwenden, daß es sich dann doch erübrige, besonders darauf zu achten, daß mit der Therapie alle drei Bereiche angesprochen werden, wenn sie sich doch ohnehin schon dauernd untereinander und gegenseitig beeinflussen.

Mir fällt zu diesem Argument ein ganz simpler Vergleich ein.

Wenn ich einen dicken Ast an einer Seite anbrenne, wird er vermutlich irgendwann einmal ganz verbrannt sein – vorausgesetzt, meine Zündflamme war stark genug, das Holz nicht zu naß und die Luftzufuhr genau richtig: nicht zu viel und nicht zu wenig. Wenn ich denselben Ast an beiden Enden gleichzeitig anzünde, und vielleicht auch noch in der Mitte Feuer lege, wird er – unter ansonsten gleich günstigen Bedingungen – mit Sicherheit schneller und gründlicher verbrennen.
Während die „Ein-Zündpunkt"-Methode die Gefahr enthält, daß mein Ast nur leise vor sich hinglüht oder sogar „unterwegs" ganz verglimmt, bietet die „an-allen-Fronten-Angreif-Methode" eine weitaus größere und schnellere Aussicht auf Erfolg.
Es wäre ein dümmlicher Irrtum, aus dem etwaigen Mißerfolg der „Ein-Zündpunkt"-Methode den Schluß zu ziehen, daß Feuer grundsätzlich nicht in der Lage sei, diesen Ast zu verbrennen. Es war lediglich nicht genug Feuer da – und das Feuer hatte nicht genug Angriffspunkte!

Eigenartigerweise scheint es auch beim Feuer eine Art „Potenzierungs"- oder „Synergie"-Effekt zu geben: zwei Holzschete brennen immer besser als nur einer, als ob sie sich gegenseitig beim Brennen „anfeuern" würden.

Einen ähnlichen Effekt habe ich mir mit meinem ganzheitlichen Trainings- und Aufbauprogramm zu nutze gemacht.

Am Beispiel der Bach-Blüten möchte ich exemplarisch aufzeigen, wie ganzheitliche Therapie konkret aussehen kann.
Natürlich wirkt jede Essenz für sich bereits schon auf den ganzen Menschen und alle Seinsebenen. Trotzdem, meine ich, kann man eine Einteilung vornehmen nach dem primären Hauptansatzpunkt der verschiedenen Essenzen.

So habe ich ja bereits erwähnt, daß „**Crap Apple**" am stärksten auf die **körperliche/physische** Ebene einwirkt. Damit ist es bestens geeignet, Borreliose-Therapie langfristig zu begleiten, weil seine reinigenden Fähigkeiten ja immer gebraucht werden.

Selbstverständlich geht mit dieser Reinigung auf der körperlichen Ebene auch eine Reinigung auf emotionalem und geistigem Gebiet einher. Daher steht Crap Apple auch für „Selbstakzeptanz, übergeordnetes Denken und geistige Weite".
(Bei diesen Ausführungen über die Bach-Blüten folge ich bei meinen Zitaten wegen der Kürze und Prägnanz der Formulierungen den Texten der Bach-Blüten-Karten von Dr. Peter Michel aus dem Aquamarin-Verlag.)

Durch gezielte Kombination mit anderen Essenzen läßt sich diese dreifache Wirkung von Crap Apple noch intensivieren.
„Olive" dient zur Regeneration bei chronischer Müdigkeit und Erschöpfung auf allen Ebenen und gibt „Energie, Kraftreserven und Lebendigkeit".
„Oak" verhilft zu „Ausdauer und Willensstärke bei Überanstrengung und Erschöpfung".
„Hornbeam" unterstützt „Mentale Frische, Spontaneität, Vitalität und wachen Geist bei Müdigkeit, geistiger Erschöpfung und Routinedasein".

Besonders hilfreich auf **emotionalem** Gebiet sind:
„**Pine**" für Verzeihen, Vergebung und Selbstliebe (gegen Schuldgefühle und Selbstvorwürfe).
„**Gorse**" gibt Hoffnung, Optimismus und eine positive Erwartungshaltung bei Resignation, Verzweiflung und Depression.
„**Gentian**" steht für Vertrauen und Zuversicht bei Zweifel, Pessimismus und Entmutigung.
„**Rock Rose**" soll Kraft, Lebensmut und Tapferkeit bei Angst, Furcht und Panik fördern.
„**Scleranthus**" vermittelt Entschlußkraft, Entscheidungsfreudigkeit, inneres Gleichgewicht und innere Sicherheit.
„**Mustard**" bringt wieder Licht, Freude. Klarheit und Stabilität bei Melancholie und Schwermut.
„**Vervain**" fördert Willenskraft, Gelöstheit und Entspannung bei Daueranspannung und Verausgabung.
„**Willow**" dient der Reinigung von Verbitterung, Frustration und Negativität und stärkt Selbstverantwortung und Optimismus.

„**Wild Rose**" setzt Resignation, Gleichgültigkeit und Passivität wieder Lebensfreude, Lebendigkeit und positive Einstellungen entgegen.

Die **geistige** Heilung und Entwicklung können meiner Meinung nach folgende Essenzen anregen:
„**Star of Bethlehem**" gibt neue Lebenskräfte, innere Lebendigkeit und freien Energiefluß bei Kummer und Energielosigkeit.
„**Walnut**" unterstützt Neuanfang, Unbeirrbarkeit und Klarheit.
„**Sweet Chestnut**" dient der Befreiung aus starkem Leidensdruck, innerer Leere und Ausgepumptsein, in dem es uns der Erfahrung näher bringt, ein „Teil des Ganzen" zu sein.
„**Wild Oat**" hilft bei der Suche nach unserer Lebensaufgabe zu Selbstverwirklichung, Erfüllung und klarer Zielsetzung bei Unzufriedenheit, Zerrissenheit und eigenem, unerkannten Potential.
„**Elm**" kann Leistungsfähigkeit, Selbstsicherheit und Tüchtigkeit steigern bei Erschöpfung durch Überforderung.
„**Larch**" stärkt Selbstvertrauen, Selbstbewußtsein, Selbstentfaltung und Risikofreude.
„**Centaury**" kann uns zu Selbstbestimmung, Durchsetzungsvermögen und Wahrung der eigenen Individualtät führen.
„**White Chestnut**" steht für geistige Klarheit, Ausgeglichenheit, geistige Ruhe und kreative Denkweise.
„**Clematis**" verhilft zu Realitätssinn, Tatkraft und „Geerdetsein".

Natürlich sollte man nicht alle Mittel auf einmal ausprobieren! Ebenso wenig sinnvoll wäre es, ein paar Tage dies und ein paar Tage jenes anzutesten. Das kann nicht Sinn der Sache sein und führt garantiert zu nichts.

Am besten erstellt man sich eine Art Plan.
Die Bach-Blüten-Experten empfehlen, möglichst nur drei, aber allerhöchstens fünf Essenzen gleichzeitig einzusetzen.
Da ich die hier erwähnten Essenzen in drei Gruppen eingeteilt habe (die Liste ist übrigens nicht vollständig! Es gibt noch mehr.), bietet es sich an, aus jeder Gruppe je eine Essenz auszusuchen.

Bei dieser Mischung sollte man dann jedoch mindestens einen Monat lang bleiben – am besten noch länger! Wie gesagt: tiefgreifende Prozesse brauchen ihre Zeit!

Die Fläschchen mit der jeweiligen Essenz, die man in jeder Apotheke bestellen kann, sind nicht zur Einnahme, sondern als Vorratsfläschchen gedacht. Selbst wenn man vier Tropfen auf ein Glas reines Wasser (kein Leitungswasser!) oder in ein spezielles Einnahmefläschchen nimmt, reicht so ein Vorratsfläschchen (ca. 10 €) etliche Monate lang selbst für eine komplette Großfamilie.

Ich hoffe, daß ich an Hand der Bach-Blüten aufgezeigt habe, wie man sogar ein und dasselbe Naturheilmittel ganzheitlich einsetzen kann, so daß seine Wirkung gezielt auf allen Ebenen von Körper, Geist und Seele greifen kann.

Während wir in der Umgangssprache bei der Aufzählung unserer drei Seinsebenen immer den Körper zuerst nennen, werde ich im Folgenden mit der Behandlung der geistigen Ebene beginnen.

Nach meiner Auffassung liegen die entscheidendsten und stärksten Kräfte und Energien auf der geistigen Ebene.

a) Heilung auf der geistigen, intellektuellen und spirituellen Ebene

Intellektuelle Fähigkeiten wie Gedächtnis, Konzentration, Ausdauer, optische und akustische Wahrnehmung kann man bekanntlich durch Üben regelrecht trainieren. Dazu gibt es zahlreiche Anleitungsbücher, Übungsprogramme und tausend Gelegenheiten im Alltag (Kreuzworträtsel, Puzzle, Kopfrechnen u.s.w.)

Aber wie soll man all den anderen zerstörerischen Auswirkungen der Borreliose auf der geistigen Ebene beikommen?

Lebensmut und Lebensfreude, Vertrauen und Zuversicht sind ja meist durch die Krankheit zu Fremdwörtern geworden. Woraus soll sich da die Kraft für neue Hoffnung, neue Einstellungen und neue Aktivitäten ergeben?

Meiner Meinung nach muß am Anfang jeder Heilung der Traum von einem heilen, gesunden, glücklichen Leben stehen – und zwar ein ganz konkreter, realistischer und realisierbarer Traum. Man muß wissen, was man mit seinem „neuen", gesunden Leben anfangen will, wozu das Gesundwerden gut sein soll. Die Zielvorstellung „keine Schmerzen mehr haben" oder „die Krankheit loswerden", ist ja eine negative Formulierung. Natürlich weiß jeder Kranke, was er **nicht** mehr will – nämlich krank sein. Aber weiß er auch, was er mit seinem „neuen Leben" anfangen will, wenn die Krankheit erst einmal besiegt wäre?

Wir alle wollen glücklich sein – aber den wenigsten ist klar, was sie **wirklich** glücklich macht!

Genau das habe ich einleitend gemeint, als ich von dem „Traum vom besseren Leben" sprach. Meiner Meinung nach hat der die besten Chancen auf Heilung, der seinen eigenen Lebenstraum gefunden hat und bereit ist, alles daranzusetzen, um ihn zu verwirklichen.

Fast möchte ich von einer Vision sprechen, für die sich jeder Einsatz lohnt.

Je konkreter, bunter und anschaulicher diese Vision innerlich vor einem steht, um so besser! Bisher war ja das gesamte Denken ausgefüllt mit Schmerzen, Enttäuschungen, Frust und Streß. Folglich wird es nun höchste Zeit, daß einem endlich auch mal wieder andere, positive, heilsame Vorstellungen durch den Kopf gehen!

Unsere Gedanken sind letztlich eine Art Energie. Wenn sie sich nur mit Krankheit befassen, programmieren sie unseren Körper unbewußt weiterhin auf Krankheit.

Sinn und Zweck einer positiven Vision vom besseren Leben ist daher ein geistiges „Umprogrammieren" – hin zu neuen Lebenszielen und Aufgaben!

Dabei kommt es überhaupt nicht darauf an, wie pompös oder bombastisch andere diese Ziele und Aufgaben finden würden. Entscheidend ist einzig und alleine, daß sie einem selber enorm wichtig sind, daß man sich aus vollem Herzen auf sie freuen könnte: daß man selber total fasziniert ist von der Vorstellung, bald dieses oder jenes wieder tun zu können.

Das kann für den einen ein Hobby sein, das ihm zum Lebensinhalt geworden ist. Für einen anderen steht eher die Fürsorge für die eigene Familie im Vordergrund. Beim nächsten setzt vielleicht die Liebe zu einem Haustier ungeahnte Kräfte frei.

Seine eigene Vision von einem sinnerfüllten, glücklichen Leben muß jeder selber finden.

Erst dieser Lebenstraum gibt genug Mut, Entschlossenheit und Ausdauer, um einen eigenen Weg zur Heilung zu suchen und zu beschreiten.

Wie man dieses „Umprogrammieren" wirkungsvoll mit Hilfe der Bach-Blüten unterstützen kann, habe ich gerade aufgezeigt.

Aber auch viele andere Faktoren können hierbei eine wichtige
Rolle spielen: z. B. „geistige Nahrung" in Form von guten Büchern. Ich könnte ganze Seiten mit geeigneten Vorschlägen fül-
len. Am meisten gegeben haben mir immer wieder die Selbstfin-
dungsbücher von Werner Sprenger („Schleichwege zum Ich", „O-
der du lebst deine Träume" und viele andere mehr! u.a.
Nie/Nie/Sagen- Verlag, Koblenz) oder von Osho (z.T. als Heyne-
TB, Texte von Khalil Gibran oder Rainer Maria Rilke und Paolo
Coelho's „Der Alchemist" (Diogenes 1996).

Wunderschöne (nicht gruselige!) Märchen, indianische Spruch-
weisheiten, keltische Segenssprüche und buddhistische Lebens-
weisheiten können sicherlich ebenfalls zu neuen Gedanken und
Einstellungen anregen.

Entscheidend für eine tiefgreifende Wirkung sind hier weder Geschmack, noch persönliche Vorlieben, noch die Richtung, aus der
ein Text stammt. Ganz gleich, ob es sich um westliche oder östli-
che Weisheiten, um Philosophie, Dichtung oder (positive!) Scien-
ce Fiction handelt (keine Gruselstories à la Hohlbein, Stephan
King etc.):
Es kommt bei all dem primär auf den Grad der **Faszination** an,
die sie in einem wecken können.

Diese Faszination halte ich für einen der wichtigsten Faktoren zur
Heilung. Warum?

Weil Faszination und Begeisterung m.E. die einzigen Triebkräfte
sind, die einen aus der Sackgasse von Resignation, Mutlosigkeit
und Verzweiflung wieder herausholen können.

Die Hoffnungslosigkeit – ausgelöst durch Dutzende von Mißer-
folgserlebnissen, Fehldiagnosen und ergebnislosen Therapiever-
suchen – stellt mit Sicherheit das allergrößte und schwierigste
Hindernis auf dem Weg zur Heilung dar. Diesen Teufelskreis einer
„Self-fulfilling prophecy" zu durchbrechen, d. h. einen Ausweg aus
negativen Vorab-Einstellungen, zu finden, die sich immer wieder

aufs Neue selbst bestätigen nach dem Motto: „Mir hat noch nie etwas geholfen, also kann mir sowieso nichts helfen", dürfte die Hauptschwierigkeit bei dieser inneren „Umprogrammierung" sein.

Ohne Begeisterung und Faszination, ohne den festen Glauben daran, daß es für jeden eine reale Chance auf Heilung gibt, kann diese Umpolung nicht funktionieren.

Sich wieder für etwas begeistern können, heißt: wieder lebendig werden: ein neues, anderes, besseres Leben beginnen.

Ohne Begeisterung fehlt m.E. auch die Ausdauer, um einen Therapieplan wie den hier vorgestellten wirklich langfristig in die Tat umzusetzen.

Faszination halte ich für das Wundermittel, das nach Jahren von Frustration, Rückschlägen und Enttäuschungen wieder neuen Mut, neue Hoffnung und neue Zuversicht keimen läßt.

Ich habe ja bereits weiter oben ausgeführt, daß alle diese „Positiv-Denken"-Lebensweisheiten regelrecht destruktiv wirken können, so lange sie allein und für sich gestellt sozusagen „in der Luft hängen". Im Rahmen eines umfassenden, ganzheitlichen Heilungskonzeptes erhalten sie einen unverzichtbaren Stellenwert und können erst im Zusammenhang und in Wechselwirkung mit den zahlreichen anderen Bemühungen und Maßnahmen ihre volle Wirkung entfalten.

Dasselbe gilt auch für das Hören von Musik. Daß Musik unsere Stimmungen und Gefühle beeinflußt, ist sicherlich jedem schon einmal aufgefallen. Dazu brauche ich gar nicht an den Einsatz von Musik in Filmen, in der Werbung oder in der Politik (Marschmusik im 3. Reich) zu erinnern.

Daß Musik jedoch auch geistige und mentale Prozesse prägt, ist nur wenigen bewußt. Harmonische Klänge wie klassische und sakrale Musik und große Teile der Volksmusik wirken sich förderlich auf die spirituelle Entwicklung aus.

Was man uns dagegen als „moderne Unterhaltungsmusik" verkauft, ist meist bestenfalls dazu geeignet, in unserer „Welt von chronischer Müdigkeit" (s.o.) den Herzschlag zu beschleunigen.

Was den Musikkonsum betrifft, sind Pflanzen offenbar klüger als wir Menschen. Anscheinend wissen sie sehr genau, was ihnen guttut und was ihnen schadet. Jedenfalls haben Experimente gezeigt, daß Pflanzen mit „guter Musik" schneller keimen, größer wachsen und mehr Frucht tragen, während Pflanzen, die man mit disharmonischen Klängen „quälte", verzweifelt versuchen, so weit wie möglich von dieser Störquelle weg zu wachsen (vgl. hierzu: Peter Tompkins/Christopher Bird, Das geheime Leben der Pflanzen, Frankfurt 1983 oder Brett L. Bolton, Die magische Welt der Pflanzen, Wien / Hamburg 1978).

Wir Menschen berieseln uns (und die Pflanzen) statt dessen von morgens bis abends mit geisttötendem Umtata, das unsere Gehirnströme durcheinanderbringt. Wenn die Pflanzen Beine hätten, würden sie vor einer derartigen Zumutung laufen gehen. Wir Menschen zahlen statt dessen bereitwillig gutes Geld dafür.

Ich weiß, daß klingt jetzt alles sehr radikal und einseitig, als ob ich sagen wollte: alles Moderne ist schlecht, und alles Klassische ist gut. So meine ich das nicht. Es gibt natürlich auch wunderbare und wertvolle moderne Musik. Meine Bedenken richten sich lediglich gegen die Formen von „Musik", die man nur noch als Geist- und Seelentöter bezeichnen kann.

Ebenso bezweifle ich sehr, ob unsere 08/15-Fernsehprogramme mit ihrer Flut von Sex and Crime geeignet sind, einem Kranken beim Aufbau einer neuen Lebensperspektive behilflich zu sein. Wenn man sich diesen Mist, der da täglich über unsere Bildschirme flimmert, aufmerksam ansieht, kann man doch nur noch das letzte bißchen Glauben an die Menschheit verlieren!

Für meinen ganz persönlichen Geschmack gibt es jedoch nichts Heilsameres, Beruhigenderes und Harmonisierenderes als die

Stille und die Klänge der Natur: das Rauschen des Windes in den Bäumen, das Plätschern (oder gar Tosen bei Hochwasser!) des Baches vor meinem Haus und das Singen der Vögel.

Ifür mich steht fest: letztlich kann nur aus der Stille der Natur Neues geboren werden.

Daß eine Kombination der beiden soeben genannten Formen von positiver Beeinflussung, nämlich eine Verknüpfung von konstruktiven Gedankeninhalten und harmonischer Musik, sicherlich die Effizienz beider Methoden noch verstärkt, liegt auf der Hand.

Inzwischen ist eine fast unübersehbare Anzahl von Entspannungs-, Meditations- und Selbstheilungsprogrammen als MC oder CD erhältlich, die genau nach diesem Prinzip konzipiert sind.

Ganz besonders gilt dies für die sog. Visualisierungs-Übungen. Sie stellen eine spezielle Art von Meditation dar, bei der in einem tranceähnlichen Zustand von Tiefenentspannung absichtsvoll heilsame Bilder oder „Visionen" vor dem inneren Auge erzeugt werden.

(Streng genommen sind deshalb Visualisierungen ein Teilbereich der Kontemplation und nicht der Meditation. Der klassischen Definition zufolge hat Meditation das Ziel, unseren rastlosen Verstand zur Ruhe kommen und den Geist „leer" werden zu lassen, während Kontemplation dasselbe Ziel auf dem Weg der Konzentration aller Geistes– und Verstandeskräfte auf einen einzigen vorgegebenen Inhalt meint. Das meiste, was heute als „Meditation" verkauft wird, entstammt also eigentlich dem Bereich der Kontemplation. Aber ich will nicht päpstlicher sein als der Papst: da das Modewort „Meditation" längst zum Sammelbegriff für geistige Übungen aller Art avanciert ist und den „altmodischen" Begriff der Kontemplation verdrängt hat, verwende ich hier ebenfalls „Meditation" als Oberbegriff.)

Was für ungeheure Kräfte durch ein derartig gezieltes, bewußtes und absichtsvolles Erzeugen innerer Bilder und Vorstellungen aktiviert werden können, soll das folgende Beispiel veranschaulichen.

Vor Jahren las ich von einem kleinen Jungen, der an Leukämie erkrankt war. Die Ärzte hatten den Jungen aufgegeben. Die Krankheit war zu weit fortgeschritten, als daß ärztliche Bemühungen noch Aussicht auf Erfolg gehabt hätten.

Entgegen allen ärztlichen Prognosen wurde der Junge wieder gesund.

Ich weiß nicht mehr, wer das Kind befragt hat, um eine Erklärung für diese völlig unerwartete Heilung zu finden, die sämtlichen schulmedizinischen Erfahrungen widersprach.

Der Junge erzählte, daß er sich immer und immer wieder vorgestellt hätte, die Krebszellen wären Verbrecher, die von heldenhaften, bärenstarken Geheimpolizisten gejagt würden. In seiner Vorstellung hatten die Polizisten immer gesiegt.

Deutlicher kann man es nicht aufzeigen, wie sehr unser Denken und unsere Erwartungen nicht nur den Krankheitsverlauf, sondern auch den Heilungsprozeß beeinflussen können!

Daher bin ich fest davon überzeugt, daß die Vision vom eigenen Lebenstraum und das Visualisieren der Genesungsprozesse die beiden Grundpfeiler der Heilung bilden.

b) Heilung auf der psycho-sozialen und emotionalen Ebene

Alles, was ich im vorigen Kapitel über Hoffnungslosigkeit und neuen Lebensmut gesagt habe, hätte ich natürlich genauso gut unter dieser Überschrift aufführen können, weil es „in Wirklichkeit" unmöglich ist, eine klare Grenzlinie zwischen geistigen und emotionalen Bereichen und Prozessen zu ziehen.

Statt mich derartig zu wiederholen, will ich hier andere Aspekte hervorheben.

„Heilung der Gefühle" erfordert m. E. eine Doppelstrategie. Wir Menschen sind nun mal sowohl einmalige Individuen, als auch Gemeinschaftswesen.
Da die Persönlichkeitsstrukturen genauso unter der Borreliose zu leiden haben wie die sozialen Kontakte, muß eine erfolgversprechende Therapie auch hier immer beide Aspekte im Auge haben.

Die Heilung von Selbstwertgefühl, Selbstachtung und Selbstbild erfordert zu aller erst ein tiefes und umfassendes Verstehen und Verzeihen. All die inneren Selbstvorwürfe, Selbstanklagen und Schuldgefühle – hervorgerufen durch tausendfaches „Versagen" und Legionen von Fehlleistungen – müssen endlich zum Schweigen gebracht werden.

Hierzu ist das Wissen um die breitgefächerte Symptomatik der Borreliose von unschätzbarem Wert. Wenn man erst einmal begriffen hat, daß nicht die eigene Unzulänglichkeit, sondern die Raffinesse und Destruktivität der Borrelien die Ursache für all die belastenden Probleme waren, sieht die Welt zum ersten Mal wieder etwas freundlicher aus.

Erst aus diesem Wissen heraus wird es möglich, wieder Frieden mit sich selber zu schließen.

Das allein ist schon ein ganz wesentlicher Schritt in Richtung auf „Heilung der Gefühle".

Ein zweiter Schritt ist genauso wichtig.

Wer jetzt nicht lernt, sich selber für jeden noch so kleinen, winzigen Fortschritt aufrichtig und voller Stolz zu loben und jede erneute Fehlleistung als selbstverständlich abzuhaken, der steht auf verlorenem Posten.

Von der lieben Umwelt ist gerade im Anfangsstadium der Heilung wenig Unterstützung zu erwarten. Für gesunde Menschen ist ja alles das, was wir jetzt erst mühsam wieder neu aufbauen müssen und was sich dank der ganzheitlichen Therapie jetzt erst wieder neu entwickeln kann, so schrecklich selbstverständlich. Deswegen werden Außenstehende wohl nie begreifen, wie einen jede kleine Besserung mit Stolz und Dankbarkeit erfüllt.

Genau diese Gefühle von Stolz und Dankbarkeit muß man jetzt hegen und pflegen, regelrecht kultivieren und zelebrieren!

Auch unter diesem Aspekt ist die Naturheilkunde der Schulmedizin um Welten überlegen: wer kann schon stolz darauf sein, daß einem eine Handvoll Aspirin die Kopfschmerzen genommen haben? Man ist froh, die Schmerzen loszusein – das ist aber auch alles. Ich habe noch nie gehört, daß jemandem die Einnahme von Produkten der Pharma-Industrie zu neuem Selbstbewußtsein verholfen hätte.

Wer aber in Eigeninitiative sich seinen Weg zur Heilung selber erarbeitet und auf diesem Weg eine schwere Krankheit wie z.B. die Borreliose besiegt hat, der ist danach nicht mehr der Mensch, der er vorher war: der hat unweigerlich neuen Lebensmut, neues Selbstbewußtsein, Stolz und Dankbarkeit gelernt!

Hat man diesen Weg der Selbstermutigung erst einmal beschritten, so fallen einem ständig neue Möglichkeiten ein, wie man jeden kleinen Fortschritt für sich feiern, sich regelrecht selber „belohnen" kann. Entscheidend ist dabei das berechtigte Gefühl: Das hab ich jetzt wirklich verdient! Das gönne ich mir jetzt – weil ich mir das wieder wert bin!

Solange einem die lieben anderen in ihrer Ignoranz und Ahnungslosigkeit nicht auf die Schulter klopfen, muß man das eben erst einmal selber erledigen! Destruktive Parolen aus frühen Kindertagen wie „Eigenlob stinkt" und „Bescheidenheit ist eine Zier" gehören spätestens jetzt auf die Müllhalde der krankmachenden Vergangenheit.

Ich bezweifle energisch, ob man ohne solche destruktiven Leitgedanken wie z.B. „immer nur für andere da sein" jemals so tief in die Krankheit hineingeraten wäre. Das einzige, was bei solchen einseitigen und überzogenen Leitbildern herauskommt, ist meist, daß man vor lauter Selbstaufopferung und schlechtem Gewissen derartig am Ende ist, daß man weder für sich noch für andere irgendetwas Gutes tun kann. Selbst die ursprüngliche Botschaft der Bibel sah anders aus: Liebe deinen Nächsten wie dich selbst! Aber: wer liebt sich denn wirklich selbst, ist stolz auf sich , zufrieden mit sich und dankbar, so zu sein, wie er ist?

Unsere gesellschaftliche Wirklichkeit funktioniert weit eher nach dem Motto: Hasse deinen Nächsten, so wie du dich selber haßt; betrüg ihn, belüg ihn und nutz ihn schamlos aus, so wie du dich selber von morgens bis abends belügst und betrügst.

In einer Welt voller heiler, gesunder Menschen – gesund an Körper, Geist und Seele – wäre das einfach nicht möglich, was wir inzwischen als „Alltag" hinzunehmen gelernt haben ...

So gesehen bekommt Heilung von der Borreliose (oder von anderen Erkrankungen) ganz automatisch auch eine gesamtgesellschaftliche Dimension und Relevanz. Auch, wenn wir zunächst nur das eigene Wohl und Wehe im Auge haben, arbeiten wir nicht nur für unsere eigene Heilung. Wer immer den Ausstieg aus zerstörerischen, krankmachenden Strukturen geschafft hat, hat nicht nur „sein eigenes Schäfchen ins Trockene gebracht", sondern

dern gleichzeitig ein winziges Fleckchen Erde wieder zum Paradies gemacht, zu einem Zentrum von Freude, Frieden und Dankbarkeit.

Das ernsthafte Bemühen um die eigene Heilung ist daher immer auch ein winzig-kleiner Beitrag zur Heilung unserer Gesellschaft und zur Heilung der Erde.

Was immer mit dem einzelnen geschieht, strahlt auf sein gesamtes Umfeld aus – und umgekehrt.

Damit komme ich zu den Aspekten der Heilung von Kontakt– und Beziehungsfähigkeit.

Das wertvollste, wichtigste und wirkungsvollste Hilfsmittel zur Heilung der sozialen Bezüge stellen sicherlich die **Selbsthilfegruppen** dar.
Echtes Verstehen, Mitfühlen und Nachempfinden all dessen, was man durchlitten hat, kann man m.E. nur bei ebenfalls selber Betroffenen finden.

Ich werde nie den Tag vergessen, als mir ein „Leidensgenosse" haargenau diese grausamen Schmerzen am Kopf und im Gesicht schilderte, die ich selber nur allzu gut kannte. Wie er heimgerannt war (zur großen Verwunderung verständnisloser Zeitgenossen), als er bei plötzlich einsetzendem Schneeregen ohne Mütze und Schal sich wie von Millionen eisigen Messerstichen gefoltert fühlte. Oh je! Wie gut ich das nachempfinden konnte! Da wäre ich auch gerannt wie um mein Leben!

Was für eine Erleichterung das für mich war zu hören, daß es anderen Betroffenen genauso ging wie mir, kann ich keinem erklären. Das war, als ob eine Zentnerlast von mir gefallen wäre: also waren das doch richtige Krankheitssymptome und nicht irgendwelche undefinierbaren Gemeinheiten des Schicksals, die mich so gequält hatten!

Diese Gespräche mit Betroffenen wurden zu Sternstunden auf meinem Weg zur Heilung.

Daß dabei der Informations- und Erfahrungsaustausch genauso interessant und wichtig ist, brauche ich sicherlich nicht extra zu betonen. Mit wem sonst kann man sich über derartig zentrale Fragen unterhalten und austauschen?

Für viele Kranke stellt die Selbsthilfegruppe die erste Anlaufstelle „draußen" dar nach einer langen Zeit der sozialen Isolation.

Leider gab es in unserer Gegend hier weit und breit noch keine einzige Borreliose-Selbsthilfegruppe, als ich sie am meisten gebraucht hätte (Inzwischen ist eine bei Trier gegründet worden). Ich mußte mir also auch hierzu selber etwas einfallen lassen, nachdem mir klargeworden war, daß ich den Rest meines Lebens nicht in meinem „Schneckenhaus" verbringen sollte und wollte.

Mir war der Gedanke gekommen, daß ich Liedernachmittage in der Neuerburger Begegnungsstätte „Eifeler Hof" anbieten könnte, denn das Singen und Musizieren gemeinsam mit anderen hatte ich oft schon vermißt. Ich war ja so froh, wieder Gitarre spielen zu können; nun sollte das auch wieder zu mehr nütze sein als nur zu meinem eigenen Zeitvertreib.

Aber schon beim leisesten Gedanken an feste, verbindliche Termine überfiel mich kaltes Grausen: was wäre, wenn ich zum festgesetzten Datum doch wieder krank wäre? Was für eine Peinlichkeit, eine bereits angekündigte Veranstaltung ausfallen lassen zu müssen! Derartige Pannen sind doch die beste Gewähr dafür, eine Gruppe, die sich neu zusammengefunden hat, wieder auseinanderfallen zu lassen!

Eines Tages habe ich mir dann doch ein Herz gefaßt und die Leiterin angesprochen. Damals kostete es mich noch reichlich Überwindung zu erklären, daß ich borreliosekrank wäre und möglicherweise trotz allerbesten Willens nicht jeden vereinbarten Termin wahrnehmen könnte. Ich fand es für mich wichtig, mit offenen

Karten zu spielen. Wenn der Leiterin das Risiko mit mir zu groß wäre, dann wäre halt aus meiner Idee nichts geworden – aber immerhin hätte ich es ja versucht, sie in die Tat umzusetzen.

Wieder einmal habe ich mehr Glück als Verstand gehabt.
Die Leiterin kannte das unkalkulierbare Krankheitsbild der Borreliose aus ihrem Bekanntenkreis und hatte deshalb Verständnis für meine Situation. Sie bot spontan an, daß sie gern bereit wäre, für mich einzuspringen, falls mir die Borreliose wieder einmal einen Strich durch die Rechnung machen sollte. Das war natürlich eine optimale Lösung!
Tatsächlich habe ich nur im ersten Halbjahr zwei Termine aus Krankheitsgründen absagen müssen.

Diese Liedernachmittage stellten ganz wesentliche Stationen auf meinem Weg aus der Krankheit dar. Nicht nur, weil sie der Gruppe und mir Spaß machten, sondern vor allem, weil sie mir zeigten, daß ich entgegen allen früheren Erwartungen doch wieder für mehr als nur für Unkrautrupfen und Haustierefüttern zu gebrauchen war.
Im übrigen gibt es sicherlich nichts Wohltuenderes für das eigene Selbstwertgefühl, als anderen eine Freude zu bereiten. Das Interesse und die Begeisterung der Seniorengruppe im „Eifeler Hof" waren mein schönster Dank – wertvoller, als es jede Bezahlung je hätte sein können!

Diese Erfahrungen haben mir bewiesen, daß man gar nicht oft genug die Notwendigkeit herausstellen kann, überall Selbsthilfegruppen zu organisieren. Der Borreliose-Bund Deutschand als Zusammenschluß aller Borreliose-Selbsthilfegruppen (SHG) bietet dazu gern jederzeit jegliche Unterstützung! (Adresse im Anhang)

Im Rahmen einer solchen SHG gibt es ständig Gelegenheiten, wieder „soziale Kompetenz" zu erwerben: vor andern zu reden (trotz der Angst, den Faden zu verlieren), Ämter und Aufgaben zu übernehmen, Veranstaltungen oder Ausflüge vorzubereiten und durchzuführen u.s.w.

Selbst ein simpler Grillabend oder ein gemeinsames Picknick können für denjenigen zum „Ur-Erlebnis" werden, der sich seit Jahren gescheut hat, in der Öffentlichkeit zu essen, weil ihm vor lauter motorischen Störungen (und Aufregung!) ständig alles von der Gabel bzw. vom Löffel fällt. Es gehört viel, viel Mut dazu, derartige Behinderungen schlichtweg zu akzeptieren, solange man sie noch nicht ändern kann!

Was die Leitung einer solchen SHG angeht, erscheint es mir sinnvoll, das Funktionieren und die Aktivitäten der SHG nicht monatelang ein- und denselben Zugpferden zu überlassen, wie es meist in Vereinen der Fall ist. Wenn der Vorstand erst einmal gewählt ist, setzt sich der Rest der Truppe zur Ruhe. Ich finde, in einer Borreliose-SHG sollten alle Aufgaben und „Pöstchen" so breit wie möglich verteilt sein und in kürzeren Abständen wechseln. Natürlich wäre es sinnlos, Leuten Aufgaben aufs Auge zu drücken, denen sie sich einfach noch nicht gewachsen fühlen und gegen die sie sich deshalb mit Händen und Füßen sträuben.

Versagensängste hemmen und blockieren jede positive Entwicklung.

Ich meine, daß reihum jeder im Rahmen seiner momentanen Möglichkeiten motiviert werden sollte, sich aktiv einzubringen. Sicherlich erfordert das viel Fingerspitzengefühl, weil man den einen ein wenig ermuntern und andere vielleicht sogar ein wenig bremsen muß.

Aus meiner Sicht verspielt jedenfalls eine SHG mit einer starren Rollenverteilung zwischen aktiver Leitung und den passiven Mitgliedern enorme Förderungs- und Entfaltungsmöglichkeiten.

Eine effektive SHG müßte also eigentlich ständigen Veränderungs- und Umstrukturierungsprozessen unterliegen – im Einklang und in Absprache mit den Betroffenen!

Wenn das nicht der Fall ist, ergibt sich m.E. die Gefahr, daß die SHG ihre Zielsetzung verfehlt:
statt ihre Mitglieder auf das „normale Leben draußen" vorzubereiten, wird sie selber zum **Ersatz** für die Lebenswirklichkeit außerhalb der SHG. Dann entwickelt sich ein „Kreis von Eingeweihten" mit klar definierten, festgelegten Rollen und Erwartungen. Damit wächst die Gefahr, daß in diesem erlesenen Zirkel die Krankheit selber mit all dem medizinischen Drum und Dran zum neuen Lebensinhalt wird.

Das kann und darf nicht Sinn und Zweck der SHG sein, daß die intensive Beschäftigung mit der Krankheit den Weg verstellt für die Re-Integration in ein normales, gesundes Leben.

Ziel einer Borreliose-SHG müßte daher sein, daß der einzelne eines Tages die SHG gar nicht mehr braucht.

Die meisten SHG arbeiten nach dem bewährten Muster der Anonymen Alkoholiker (AA). Ich will deren Strukturen wahrhaftig nicht kritisieren und respektiere deren Erfolge – nur bezweifle ich, daß sich dieses Modell ohne weiteres auf Borreliose-Kranke übertragen läßt.

Bei den AA wird großer Wert auf regelmäßige Teilnahme gelegt. Verständlicherweise. Das erzieht zu Pünktlichkeit und Zuverlässigkeit – lauter Eigenschaften, die einem Alkoholkranken fehlen.

Für einen Borreliosekranken ist regelmäßige Teilnahme je nach Krankheitsstadium überhaupt nicht machbar!

Die Gruppen der AA sind auf dauerhafte Beteiligung angelegt, weil sie gemeinsam der ständigen Gefahr des Rückfalls begegnen wollen.

Auch dies trifft auf die Borreliosekranken nicht zu. Bei ihnen wäre es gerade ein Beweis für erfolgreiches Arbeiten, wenn einzelne Mitglieder nach und nach die Gruppe wieder verlassen könnten, weil sie ihre Unterstützung nicht mehr brauchen! Das sollte dann weder als Undankbarkeit noch als Treulosigkeit ausgelegt werden.

Wenn einzelne freiwillig auf Dauer in der Gruppe bleiben wollen, vielleicht weil sie den Neulingen wieder Mut machen und eigene wichtige Erfahrungen weitergeben wollen oder um sich beispielsweise um eine kontinuierliche Presse- und Öffentlichkeitsarbeit in Sachen Borreliose zu kümmern, ist das sicher sehr löblich und anerkennenswert.

Als Normalfall dies automatisch von jedem zu erwarten, hielte ich für verfehlt.

Heilung bedeutet ja gerade, die Krankheit hinter sich zu lassen und sich endlich wieder neuen Ufern zuwenden zu können, die man so lange schmerzlich vermißt hat!

M.E. gibt es noch einen weiteren Unterschied zu den zahlreichen anderen SHG. Das folgende Kapitel macht noch einmal klar, wie sehr gerade die Borreliosekranken auf gesunde Nahrungsmittel und sauberes Trinkwasser angewiesen sind. Daher meine ich, daß die Borreliose-SHG an vorderster Front stehen müßten beim Einsatz für Natur- und Umweltschutz und eine biologische/ökologische Landwirtschaft!

Ich könnte mir daher gut vorstellen, daß ein wichtiges Tätigkeitsfeld von Borreliose-SHG im Organisieren von Einkaufsmöglichkeiten für saubere, unbehandelte Lebensmittel bestehen könnte. Nicht jeder hat einen Bio-Laden oder ein Reformhaus gleich um die Ecke. Vielleicht ergeben sich so auch ganz neue Absatzmöglichkeiten und – daran anknüpfend – neue Formen von Zusammenarbeit und Arbeitsteilung zwischen Hobby-Gärtnern, Nebenerwerbs-Landwirten und „gartenlosen" Zeitgenossen.

Erst, wenn sich der Horizont über das eigene Wohl und Wehe hinaus wieder erweitert auf die vielen gesamtgesellschaftlichen Probleme (z.B. drohende Verbote oder Einschränkungen für Heilpraktiker, Apotheken und Naturheilmittel!!!) ist auch der letzte Schritt in Richtung Heilung getan.

c) Heilung auf der körperlichen Ebene

**„Eure Nahrungsmittel sollen eure Heilmittel
und eure Heilmittel eure Nahrungsmittel sein."**
(Hippokrates, um 400 vor Chr.)

Um Überschneidungen mit der Zusammenfassung im folgenden Kapitel zu vermeiden, beschränke ich mich hier auf den Aspekt der **Ernährungsumstellung**.

Grundvoraussetzung für alle weiteren Naturheilverfahren ist mit Sicherheit eine möglichst schadstoffarme Vollwert-Ernährung.

Für mich persönlich bedeutet „Vollwert-Ernährung" automatisch: **vegetarische** Ernährung.

Dabei gehe ich nicht nur von der Tatsache aus, daß uns die industrialisierte Landwirtschaft enorme Schadstoff-Konzentrationen in den Fleischwaren (durch Medikamente, Hormone etc.) beschert hat, sondern für mich steht fest, daß Vegetarismus die für uns Menschen natürliche Ernährungsart darstellt.

Wären wir von Natur aus als Fleisch(fr)esser gedacht, müßte unser Gebiß mit Reißzähnen ausgestattet sein, denn die Natur kennt ja nur rohes Fleisch.
Ich möchte den sehen, der ernsthaft behauptet, rohes Fleisch zu verschlingen, sei eine angemessene menschliche Nahrung ...
Mit Hilfe von Koch- und Bratvorgängen überlisten wir den angeborenen Ekel vor rohem Fleisch und versuchen es über Gewürze, Saucen etc. für uns schmackhaft zu machen. Das alles entfällt bei pflanzlichen Produkten.

Des weiteren sagt mir die Tatsache, daß wir Menschen Vitamin C nicht im eigenen Körper herstellen können (wie z.B. Hunde und Katzen), sondern es täglich in ausreichender Menge zu uns nehmen müssen, daß der Mensch offenbar für den ständigen Genuß

Vitamin-C-haltiger Nahrung gedacht worden ist – also: für Obst, Gemüse, Kräuter, Gewürze u.s.w.

Wer im übrigen den zu Anfang dieses Kapitels zitierten Ausspruch des Hippokrates beherzigen will, dem wird schnell auffallen, daß nahezu alle unsere Naturheilmittel pflanzlicher Natur sind. Normalerweise denken wir nicht darüber nach, weil uns das so selbstverständlich erscheint. Dabei spricht es Bände über den „Wert" von fleischlicher Nahrung! Noch nie habe ich gehört, daß einem ein Schnitzel oder gar eine Curry-Wurst als Heilmittel empfohlen würde! Bei dem Hühnersüppchen, das man gern Rekonvaleszenten empfiehlt, geht es ausschließlich um Kräftigung und um die damit verbundene Kalorienzufuhr und nicht um Heilung. Auch die Substanzen, die wie bestimmte Fette/Öle aus Fischen gewonnen werden, lassen sich durch pflanzliche Produkte ersetzen.

Aus all dem schließe ich messerscharf, daß Hippokrates bereits vor ca. 2 400 Jahren den Wert einer vegetarischen Ernährung zu schätzen gewußt hat.

Kürzlich las ich in einer Zeitschrift, daß Wissenschaftler herausgefunden hätten, daß schon ein ganz früher „Prä-Mensch", also ein Vorläufer des heutigen Menschen, der vor zig Tausenden von Jahren lebte, Vegetarier gewesen wäre.
Ja, was denn sonst?
Einerseits erzählt man uns seit Darwins Zeiten vor über 150 Jahren, daß der Mensch vom Affen abstamme (übrigens eine wissenschaftliche Doktrin, die auf Schlußfolgerungen und bis heute nicht auf Beweisen beruht) – andererseits kommt man erst jetzt auf die Idee, daß die Menschen von Natur aus gar nicht für die Fleischesserei ausgestattet sind? Da kann ich nur sagen: lieber spät als nie!

Auf der ganzen Welt und zu allen Zeiten unterscheiden sich Jagdrituale ganz wesentlich und erheblich von Erntebräuchen:
Während das Einbringen von Ernte (Pflanzen!) immer und überall begleitet war von unbeschwerter Freude und Dankbarke t, haftet sämtlichen Jagdbräuchen bis auf den heutigen Tag ein Hauch von

Schuldgefühlen, schlechtem Gewissen und „Wiedergutmachung"
an. Man muß nicht extra Psychologie studiert haben, um daraus
ablesen zu können, daß offenbar das Bewußtsein dafür, daß das
Tiere-Töten für uns Menschen ein Unrecht darstellt, ganz tief in
uns verwurzelt ist.

(Übrigens nehme ich an, daß sich die Menschen auf Grund von
Katastrophen gezwungen sahen, von der Pflanzennahrung ab-
zugehen und von getöteten Tieren zu leben. Wenn Eiszeiten, Vul-
kanausbrüche, Überschwemmungen, Unwetter oder Waldbrände
die pflanzliche Lebensgrundlage zerstört hatten, blieb ihnen zum
Überleben gar keine andere Wahl. Dieses Denkmodell erklärt
auch, weshalb die Mythen aller Kulturen an den Anfang der Welt
„paradiesische Zustände" setzen, in denen der Mensch friedlich(!)
mit der gesamten Natur in Einklang und Harmonie gelebt hätte.)

Wieso sich seit Jahrhunderten ausgerechnet Juden, Christen und
Mohammedaner – also genau die 3 Weltreligionen, die sich auf
das Alte Testament berufen – so vehement gegen diese simple
Tatsache, daß der Mensch von der Natur als Vegetarier gedacht
ist, wehren, habe ich nie begriffen.(Die anderen großen Weltreligionen – Hinduismus und Buddhismus – sind ohnehin seit jeher
vegetarische Religionen!).
Im Alten Testament (Schöpfungsgeschichte) steht klipp und klar:

**„Gott sprach weiter: Seht, ich gebe euch alles Grünkraut, das
auf der ganzen Erde Samen trägt, und alle Bäume mit samen-
tragenden Früchten; dies diene euch als Nahrung."
(Gen.1,29)**

Vom Tierleichenessen ist da keine Rede.

Im Gegenteil. Das gesamte Alte Testament ist durchzogen von
dem ausdrücklichen Verbot, „Blut" zu sich zu nehmen. Für mein
simples, laienhaftes Verständnis steht das Wort „Blut" schlichtweg
symbolisch für alles, was Blut enthält und bluten kann. Also: für
Fleisch.

Bei allem prinzipiellen Respekt vor fremden Religionen:
Wieso der Islam dieses klare Verbot lediglich auf den Genuß von
Schweinefleisch beschränkt hat, wird mir wohl immer ein Rätsel
bleiben.
Genauso wenig will mir in den Kopf, wieso man im Judentum die-
ses Verbot durch Schächten umgeht nach dem Motto: ein ausge-
blutetes Tier enthält kein Blut mehr, und Fleisch ohne Blut dürfen
wir ja essen ...
Verkehrt da nicht eine tendenziöse Buchstabengläubigkeit den
Sinn dieses Verbotes in sein krasses Gegenteil?

Übrigens waren die frühen Christen genau wie die Keltische Kirche und fast alle sog. Ketzer ebenfalls Vegetarier. Allen voran die
Katharer/Albigenser. Aber das ist ein weites Thema für sich.

In schamvoller Anlehnung an diese alten, ursprünglichen Traditio-
nen hatte die katholische Kirche ein Fleischverbot für Freitage und
Fastenzeiten erlassen. Also verspeiste man zu diesen Terminen
genüßlich seinen Fisch. Fische sind eben kein „Fleisch" ...

Nun sind für viele von uns die Zeiten längst vorbei, in denen die
alten, heiligen Bücher als Richtschnur dienten. Leider übersehen
die meisten, daß es mit dem Abschneiden alter Zöpfe nicht getan
ist: wir brauchen neue, glaubwürdige und überzeugende Werte.

Mit dem Motto „Ehrfurcht vor allem Leben" und der Auffassung,
daß wir Menschen wieder Hüter und Bewahrer der Schöpfung
werden müssen, sind m.E. wesentliche Werte genannt, die zeitlos
gültig sind.

Wer begriffen hat, daß man von derselben landwirtschaftlichen
Fläche erheblich mehr Menschen vegetarisch ernähren kann –
wobei durchaus miteinkalkuliert ist, daß Viehwirtschaft zum Erzeugen von Milchprodukten ernährungsphysiologisch wichtig ist –
dem wird sein halbgares = halbblutiges Steak hoffentlich im Hals
stecken bleiben, sobald er darüber nachdenkt, daß Millionen

Menschen hungern müssen, weil wir uns einen Fleisch-Konsum leisten, den kein Mensch zur Gesunderhaltung braucht.

Wenn wir endlich wieder alle unsere Mitgeschöpfe als unsere Brüder und Schwestern anerkennen können, wird die Frage nach dem Wert einer vegetarischen Ernährung sich von selbst beantworten.

Wer frißt schon seinen eigenen Bruder?

3. Zusammenfassung naturheilkundlicher Therapiemöglichkeiten

Daß es bei einer effektiven Borreliose-Therapie und auch bei vielen anderen Erkrankungen nicht damit getan sein kann, seine Immunkräfte drei, vier Wochen lang kräftig anzukurbeln, um danach wieder in die lieben, alten, schlechten Gewohnheiten zurückzufallen, dürfte nach dem bisher Gesagten hinreichend klargeworden sein.

Nicht nur die ständige Gefahr einer Neuinfektion erfordert Behandlungsformen, die man beliebig lange – am besten dauernd! – anwenden und beliebig oft wiederholen kann. Meine eigenen Erfahrungen zeigten mir immer wieder, daß schon ein paar Tage Schlamperei ausreichten, um kleinere Beschwerden wieder auftauchen zu lassen.

Wiederholt habe ich darauf hingewiesen, daß diese beiden Forderungen nach einer beliebig langen Anwendungsdauer und nach einer unbegrenzten Wiederholbarkeit der Therapie nur die Naturheilkunde erfüllen kann.

Aber auch unter einem weiteren Aspekt ist die Naturheilkunde der Schulmedizin überlegen:
Während pharmazeutische Präparate (wie z. B. die Antibiotika) an Wirkung **verlieren, je öfter und länger sie eingesetzt werden,** entfalten oft naturheilkundliche Methoden mit zunehmender Anwendungsdauer ihre **segensreiche Wirkung um so stärker.**

Auch aus dieser Erkenntnis ergibt sich, daß man am besten diese therapeutischen Maßnahmen zu einem festen Bestandteil seines Alltags werden läßt.

Mir fällt dazu als Vergleich der Bereich des Sports ein:

Kein Mensch käme auf die Idee, ein vierwöchiges Fitneß-Programm als ausreichend anzusehen, um nun für den Rest seines Lebens ein guter Sportler zu sein. Jedes Kind weiß heutzutage: Fähigkeiten, die nicht ständig trainiert werden, verkümmern.

Genauso ergeht es unserer Gesundheit und unseren Abwehrkräften. Wenn wir sie nicht ständig aktivieren, werden sie bald wieder überfordert sein.

Das soll jetzt allerdings nicht heißen, daß jeder, der wieder gesund werden will, alle von mir im Folgenden aufgeführten Vorschläge gleichzeitig aufgreifen und praktizieren müßte.

Sicherlich ist es sinnvoll und wünschenswert, so viele Methoden wie möglich zu kombinieren, um sich den von mir beschriebenen Synergie-Effekt zu nutze zu machen. Daß man dabei möglichst auf allen drei Ebenen von Körper, Geist und Seele ansetzen sollte, habe ich ebenfalls schon mehrfach betont.

Gerade zu Beginn einer naturheilkundlichen Behandlung wird sicherlich manch einer nach einer Minimal-Therapie suchen, die ihm anfangs nicht zu viel abverlangt und für die er nicht all zu viele neue Informationen braucht.

Für eine derartige Minimal-Therapie schlage ich vor:

1. Vollwertkost mit Schwerpunkt auf natürlichen Antibiotika
2. Nahrungsergänzung mit Heil- und Kieselerde (Silizium)
3. Bach-Blüten und/oder Homöopathie
4. Magnetfeld-Therapie mit statischen Magnetfeldern von 700 bis 800 Gauß.

Sobald es die eigenen Kräfte erlauben, können dann nach und nach weitere Methoden und Techniken mit in das Selbstheilungsprogramm aufgenommen werden.

Die folgenden Tabellen sollen daher der Übersicht und der Zusammenfassung dienen.

Sie erheben keinerlei Anspruch auf Vollständigkeit.

Ich habe eine ganze Reihe von Methoden und Techniken mit in diese Tabellen aufgenommen, die ich aus Platzgründen in diesem Buch leider nicht ausführlicher beschreiben konnte. Im Literaturverzeichnis findet hoffentlich jeder genügend Hinweise auf weitere Informationen.

Mehrfachnennungen sind bei meiner Zusammenfassung unvermeidlich: sie weisen lediglich darauf hin, daß letztlich jedes Naturheilmittel „ganzheitlich" wirkt und den ganzen Menschen erfaßt.

Vor allem aber soll die folgende Aufstellung zeigen, daß die große Bandbreite und Vielseitigkeit naturheilkundlicher Methoden tatsächlich jedem erlaubt, „nach seiner Facon" selig zu werden und sich seinen ureigenen, ganz individuellen und persönlichen Weg zur Heilung zu suchen.

Tabellarische Übersicht über naturheilkundliche Therapiemöglichkeiten

a) Heilung auf der geistigen Ebene

- Visionssuche: Finde deinen Lebenstraum!

- Visualisieren von Gesundheit statt Krankheit

- Traumreisen

- Meditationstechniken

- Bach-Blüten-Essenzen

- Homöopathie

- Heilen mit Symbolen (vgl. Literaturverzeichnis)

- positive, ermutigende Lektüre

- Klangtherapie / harmonische Musik

- Farbtherapie / Licht / Sonne / Salzkristallampen

- Aromatherapie mit ätherischen Ölen, Räucherstäbchen u.ä.

- die Stille der Natur

- Heilmagnetismus

- Feste und Feiern, Rituale und Zeremonien

b) Heilung auf der Gefühlsebene

– Entspannungstechniken wie Autogenes Training, Muskelent-
spannung nach Jakobson, Massagen, Klang-/Musiktherapie (soll
z.B. bei Migräne-Patienten enorme Verbesserungen gebracht
haben)

- „Touch for Health" (= Heilen durch Berührung)

- Aromatherapie

- Farbtherapie / Bio–Licht (Sonne!)

- Traumreisen

- therapeutisches Malen und/oder Schreiben

- Bewegungstherapie und Tanz

- Gesprächs-/Psychotherapie o.ä. (z.B. Familienaufstellung
  nach Hellinger)

- NLP (=Neuro-linguistisches Programmieren: eine etwas
  mechanistische, aber punktuell sehr wirkungsvolle Technik, um neue positive „Programme" zu erlernen)

- Tarot-Sitzungen (werden nur von Dummköpfen zur „Wahr-
  sagerei" mißbraucht; richtig eingesetzt sind sie vor allem in
  der Gruppe ein nahezu unüberbietbares Instrument zur
  Selbsterkenntnis)

- schöne Literatur / positives Denken

- Lachen und Humor! (Es gibt eine eigene „Lach-Meditation"
  für alle, denen das Lachen schon längst vergangen ist!)

- Wohnraumgestaltung:sich ganz bewußt mit schönen Din-
  gen umgeben, die einem lieb und wichtig sind und Freude
  bereiten – in der Küche, am Arbeitsplatz und ganz besonders am Krankenbett!

- Bach-Blüten-Essenzen

- Heilkräuter, -Tee: z.B. Johanniskraut (Vorsicht: macht
  empfindlich gegen Sonnenlicht!), Fenchel, grüner Tee
  u.s.w.

- Homöopathie

- Magnetfeldtherapie

- Edelstein-Therapie

- Reiki

- Meditationstechniken

- Feste und Feiern sind das „Atemholen der Seele"!

c) Heilung auf der körperlichen Ebene

- Meiden von Schadstoffen in Nahrungsmitteln, Kosmetika, Kleidung und Wohnung;

- Vermeiden von Strahlenbelastung / Elektrosmog

- Vollwerternährung

- Stärkung des Immunsystems mit natürlichen Antibiotika aus speziellen Nahrungsmitteln, Kräutern, Gewürzen und Heilpflanzen

- Enzyme fürs Immunsystem

- Ginseng („Ewigkeitswurzel": vitalisiert, harmonisiert und heilt)

- Heil- und Kieselerde (Silicium) als Nahrungsergänzung

- Magnetfeld-Therapie

- Mudra zur Steigerung der Immunkräfte

- Massagen allgemein; besonders Fußreflexzonen-Massage

- Fango, Moor- und andere Bäder

- Akupunktur und Akupressur

- Bewegungsübungen aus dem Yoga, T'ai Chi, Qui Gong, Aikido u.s.w.

- Qui-Gong-Kugeln (Bewegungskoordination u. Durchblutung der Hände und Arme)

- Farbtherapie / Bio-Licht / Sonne

- Aroma-Therapie (Ionisieren der Raumluft mit Salzkristall-lampen)

- Bach-Blüten–Essenzen

- Homöopathie

- Edelstein-Therapie

- Ölziehkur (Reinigung von Schadstoffen)

- Sauerstoff- / Ozon-Therapie

- Bio-Energetik nach Alexander Lowen

- Feldenkrais-Bewegungsübungen

- Kinesiologie (harmonisiert den ganzen Körper und hat spezielle Techniken entwickelt, um die linke und die rechte Körperhälfte wieder „in Balance" zu bringen!)

- Bewegung an der frischen Luft / in der Natur: Gartenarbeit, Spazierengehen, Wandern, Joggen, Walken; Ganz besonders geeignet: Nordic Walking! (Wassersport dürfte für viele anfangs wegen der extremen Kälteempfindlichkeit ungeeignet sein. Dadurch werden auch Kneipp-Anwendungen problematisch.)

Schlußbemerkungen

Vermutlich habe ich den Eindruck erweckt, als ob ich Schulmedizin und Pharma-Industrie in Bausch und Bogen verdammen würde.

Das ist nicht der Fall.

In Ausnahmefällen, nämlich immer dann, wenn Lebensgefahr besteht (etwa bei einer Lungenentzündung) oder bleibende Schäden drohen, falls nicht sofort eingegriffen wird (wie z.B. bei einer Hirnhautentzündung), gestehe ich gern den Antibiotika der Pharma-Industrie lebensrettende Funktion zu.

Im Vergleich zur akuten Lebensgefahr oder zu bleibenden Langzeitschäden wiegen die Nachteile der Antibiotika natürlich vergleichsweise gering.
Wenn die Krise erst einmal überstanden ist, kann man die unerwünschten Nebenwirkungen nachbehandeln (z.B. durch Darmsanierung).

Daß lebensrettende Maßnahmen prinzipiell Vorrang haben müssen vor sonstigen Überlegungen und Bedenken, unterstütze ich voll und ganz.

Zumal es in lebensbedrohlichen Situationen meist auf ein schnelles Eingreifen ankommt, ist in solchen Fällen die Schulmedizin der Naturheilkunde überlegen. Daß diese meist einen längeren Zeitraum braucht, bis ihre Methoden greifen, habe ich ja mehrfach betont.

Ich sehe also durchaus auch die Grenzen der Naturheilkunde. M.E. liegen sie exakt da, wo es auf schnelles Eingreifen und sofortige Wirksamkeit ankommt.

Meine Kritik richtet sich also nur da gegen die Schulmedizin, wo sie m.E. mehr Schaden anrichtet als nützt.

Ich fürchte, das trifft auf die schulmedizinische Behandlung der Borreliose mit „denaturierten" Antibiotika zu.

Bemängelt habe ich ferner den katastrophalen Forschungs- und Informationsrückstand in Sachen Borreliose und die völlig unzulänglichen Diagnose-Verfahren, die weder zuverlässig bzw. eindeutig noch standardisiert – also auch nicht vergleichbar – sind.

Des weiteren habe ich mehrere Argumente vorgetragen, die die Vermutung nahelegen, daß die Polio-Schluckimpfungen den Boden bereitet haben für das Entstehen zahlreicher neuer Volkskrankheiten wie Lyme-Borreliose, Migräne, MS, CFS, MCS u.a.

Infragegestellt habe ich vor allem das mechanistische Heilungskonzept der Schulmedizin, das „Krankheitsfälle" an Stelle des einzelnen Menschen behandelt und sich viel zu oft bereits mit einem vorübergehenden Unterdrücken der Symptome zufrieden gibt – und das dann gleich als angeblichen „Heilerfolg" für die eigene Methode verbucht – ohne Rücksicht auf Nebenwirkungen und Folgeerkrankungen.

Dem habe ich einen individuellen, ganzheitlichen und naturheilkundlichen Behandlungsplan entgegengesetzt, der, ausschließlich auf natürlichen bzw. naturbelassenen Antibiotika aufbauend, sich die synergetische Wirkung möglichst vieler Naturheilmethoden bei gleichzeitiger und dauerhafter Anwendung zunutze macht.

Vielleicht haben meine Ausführungen unbeabsichtigter Weise auf den einen oder anderen ent- statt ermutigend gewirkt.
Vielleicht erscheint sogar dem einen oder anderen mein Erfolgsbericht zu schön, um wahr zu sein.

Ich weiß: ich habe gerade in dieser härtesten Phase meines Lebens so ungeheures Glück gehabt, daß ich es selber kaum fassen kann.

238

Dabei kam mir sogar meine Sprunghaftigkeit der früheren Jahre
zu gute: es gab kaum einen Bereich von Naturheilkunde und Eso-
terik, über den ich nicht allerhand gelesen und den ich nicht zumindest kurzzeitig ausprobiert hatte.
Jetzt stellte sich gerade diese Vielzahl und Vielseitigkeit an Vorin-
formationen als mein wichtigstes Startkapital bei der Suche nach
meinem eigenen Weg zur Heilung heraus.

Daß mir immer im richtigen Augenblick die passenden Informationen in die Hände fielen oder mir irgendein rettender Gedanke
kam, kann ich nur als Fügung ansehen.

Vielleicht mußte ich derartig vom Schicksal begünstigt sein, um
den „Eisbrecher" für andere spielen zu können, die in ihrer Ratlo-
sigkeit nicht mehr aus noch ein wissen.

Daher sah ich es als Verpflichtung an, dieses Buch zu schreiben,
so bald dies meine gesundheitliche Verfassung erlaubte. So viel
Glück und Gnade werden einem Menschen nicht zuteil, nur um
seine eigene Haut zu retten.

Meine Eigenexperimente haben den Beweis erbracht, daß die
Naturheilkunde sehr wohl in der Lage ist, auch schwere, chroni-
sche Erkrankungen wie z.B. die Lyme-Borreliose zu heilen und
Spätfolgen einer Polio-Schluckimpfung zu lindern.

Ich vermute, daß mein Therapie-Konzept auch gegen andere Erkrankungen hilfreich sein könnte: was sich gegen Lyme-Borreliose
und Polio-Spätfolgen bewährt hat, sollte auch mit anderen Krankheitserregern fertig werden können!

Das ist die ermutigende Botschaft dieses Buches:
Noch ist gegen jedes Leiden „ein Kraut gewachsen".

Die Natur gibt jedem eine Chance.

Literaturverzeichnis

„Borreliose-Magazin" Heft 3 – 6
Publikation des Borreliose Bund Deutschland e.V.
Bundesgeschäftsstelle: Große Str. 205
21075 Hamburg Tel. 040 / 90 57 88   Fax: 040 / 792 42 49

Bach, Edward: Gesammelte Werke. Von der Homöopathie zur Bach-Blütentherapie. Grafing 1992

Bach, Edward: Heile dich selbst mit den Bach-Blüten. München 1988

Berger, Karola: Gesundheit und straffes Gewebe durch SILICIUM. Heilung mit dem natürlichen Urstoff Kieselsäure. Berlin 1997

Carper, Jean, Nahrung ist die beste Medizin.
Sensationelle Erkenntnisse über die Heilstoffe in unseren Lebensmitteln.
Düsseldorf 1994 (9. Auflage)

Clark, Hulda R. Heilung ist möglich.
Eine revolutionäre Technik zur Behandlung chronischer Erkrankungen.
München 2000

Dethlefsen, Thorwald / Dahlke, Rüdiger: Krankheit als Weg. Deutung und Be-deutung der Krankheitsbilder. München 1983

Dobler, Gerhard, Krankheiten durch Zecken.
Wie gefährlich sind Zecken wirklich? Stuttgart 1997

Hahn, Marion, Umweltkrank durch Nato-Treibstoff?
Multiple Chemikalien-Sensitivität (MCS) und Militär-Emissionen
Heidelberg 2001

Haller, Albert von, Macht und Geheimnis der Nahrung. Die dramatischen Entdeckungen der Grundlagen von Leben und Gesundheit. Weilrod/Taunus, 4. erw. Aufl. 1995 (Unikat-Verlag)

Helm, Beate/Michel, Peter: Das Bach-Blüten-Orakel. Grafing o.J.

Kim da Silva, Gesundheit in unseren Händen. Mudras – die Kommunikation mit unserer Lebenskraft durch Anregung der Finger-Reflexzonen. München 2000

Kraaz, Ingrid/von Rohr, Wulfing: Das Original-Bachblüten-Farbkarten-Set. Neuhausen/Schweiz 1989

Krickau, Wilfried / Helfricht, Jürgen: Die Zecken-Borreliose. Berlin / München 2000

Leibold, Gerhard: Das große Hausbuch der Naturheilkunde. Niedernhausen/Taunus 1978

Möhring, Wolfgang, Antibiotika aus der Natur. München 1999

Pschyrembel, Willibald: Klinisches Wörterbuch. Berlin 1994 (257. Auflage)

Ryborz, Heinz: Die helfende und heilende Kraft der Symbole. Zürich 1990

Scheffer, Mechthild / Storl, Wolf-Dieter: Das Geheimnis der Bach-Blüten. München 1991

Scheffer, Mechthild: Die Bach-Blütentherapie. Theorie und Praxis. München 1981

Theodor von Keudel, Die Pharma-Verschwörung. Der verkaufte Patient. Hamburg 1989

Ulrich, Gail, Starke Kräuter für ein starkes Immunsystem. Berlin 1999

Watzlawick, Paul: Anleitung zum Unglücklichsein. München 1983 (24. Auflage Mai 2002

York, Ute: Bach-Blüten. Therapie für Körper und Seele. Eltville/Rhein 1995

Zittlau, Jörg: Schmerzen lindern mit Magneten. Südwest o.J.

Thematische Literaturübersicht

1. Zum Thema Borreliose:

Heft 3 - 6 des „Borreliose-Magazins",
Publikation des Borreliose Bund Deutschland e.V.
Bundesgeschäftsstelle: Große Str. 205
21075 Hamburg Tel. 040/790 57 88 Fax: 040/792 42 49

Dr,med. Wilfried Krickau / Jürgen Helfricht,
Die Zecken-Borreliose. Berlin/München 2000
(Verlag Gesundheit MEDICUS)

Gerhard Dobler, Krankheiten durch Zecken
Wie gefährlich sind Zecken wirklich?
Stuttgart 1997 (medpharm Scientific Publishers)

2. zum Thema MCS:

Marion Hahn, Umweltkrank durch
Nato-Treibstoff? Multiple Chemikalien-Sensitivität
(MCS) und Militär-Emissionen. Heidelberg 2001
(ISBN 3-9805389-3-1)

3. Zum Thema Ernährung

Carine Buhmann, Köstliche Vollwertküche für jeden Tag
AT Verlag, Aarau / Schweiz 1993 3.Auflage

Ina Friedrich / Claudia Gohmert, Leitfaden vegetarische Ernährung, Geneva 1998

Michio Kushi, Der makrobiotische Weg. Das vollständige makrobiologische Diät- und Übungsbuch
Freiburg/Breisgau 1986

Marc David, Vom Segen der Nahrung.
Das erste ganzheitliche Konzept des Essens.
Psychologische und spirituelle Aspekte der Ernährung
Interlaken / Schweiz 1992

Dr.K.H.Cooper, Gesundheitsfaktor Ernährung BLV
1998

Maurice Hanssen, E = eßbar?
Was Sie über die Zusatzstoffe in Ihrer Nahrung wissen sollten.
Köln 1990

Katalyse-Umweltgruppe Köln e.V.:
Chemie in Lebensmitteln
18. Auflage Köln 1982 (bei 2001)

Hermann Raaf, Was enthält was? Erkennen und bestimmen von Inhalts-
stoffen Augsburg 1994

Albert von Haller, Macht und Geheimnis der Nahrung.
Die dramatischen Entdeckungen der Grundlagen von Leben und Ge-
sundheit
Weilrod/Taunus 1995 (4.Auflg.)

Earl Mindell. Die Vitaminbibel für das 21. Jahrhundert.
Vitamine – Bausteine für ein gesundes, langes Leben
München 2000 (6.Auflage; Heyne-TB)

Claus-Peter Leonhardt, Noni – die Frucht des indischen Maulbeer-
baums. Die allgemeine Gesundheit unterstützen. Innere Heilprozesse
anregen.
München 2000 (Goldmann)

Jean Carper, Jungbrunnen Nahrung Econ 1996

Vegetarismus:
Astrid Lindgren/Kristina Forslund, Meine Kuh will auch Spaß haben.
Einmischung in die Tierschutzdebatte, Hamburg 1991 (Verl. Fr. Oetin-
ger)

Ellis Dohna, Zehn Gründe kein Fleisch mehr zu essen.
Frankfurt/M. 10. Auflage Juni 2001 (Verlag 2001)

Nick Fiddes, Fleisch – Symbol der Macht. Frankfurt/M. 3. Auflage 2001

4. Natürliche Antibiotika

Jean Carper, Nahrung ist die beste Medizin
Sensationelle Erkenntnisse über die Heilstoffe in unseren Lebensmitteln,
Düsseldorf 1994 (9. Auflage)
ECON Verlag

Das Ärztebuch der Heilkraft unserer Lebensmittel
Die neuesten Entdeckungen zur heilenden und vorbeugenden Kraft von
Lebensmitteln – von Altern und Diabetes bis Osteoporose und Streß
Hrsgb. Selene Yeager, Augsburg 1998

Dr. John McKenna, Natürliche Alternativen zu Antibiotika.
Oesch Verlag

Wolfgang Möhring, Antibiotika aus der Natur
München 1999

Gail Ulrich, Starke Kräuter für ein starkes Immunsystem. Rezepte – Sal-
ben – Tinkturen. Berlin 1999

R.& M. Eichinger, Probiotics
Trias Verlag 1999

Marianne E. Meyer, Spirulina. Das blaugrüne Wunder.
Die sensationellen Heilwirkungen der natürlichen Mikroalge bei Immunschwäche, Infektionen, Anämie, Allergien und vielem mehr. Aitrang 1999
(3.Auflage)

Dorothea Zimmer, Frisch und munter durch Obst-Enzyme. Berlin 1997
(Urania)

Silvia Aulehla, Vorbeugen und heilen mit der Kraft des Ginko Berlin 1997
(Urania) (Behandlung bei Gedächtnis- und Konzentrationsschwäche, bei
Schwindel, Kopfschmerzen, Ohrensausen)

Martina Schnober-Sen, Gesund und fit mit Kombucha
Berlin 1999 (Urania)

Ingrid Pfender, Gesund bleiben und genießen: Grüner Tee, Berlin 1998
(Urania) (Stärkung des Immunsystems)

Karola Berger, Gesund und schön mit Schwarzkümmel

Berlin 1998 (Urania) (Immunsystem)

Ingrid Pfendtner, Heilen und pflegen mit den Wirkstoffen des Grapefruit-
kerns Berlin 1997 (Urania)

Klaus P. Waldmann, Natürlich fit und vital mit Ginseng, Berlin 1997 (U-
rania)

5. zum Thema Krankheit/Gesundheit:
Willibald Pschyrembel, Klinisches Wörterbuch
Berlin 1994 (257. Auflage) (Walter de Gruyter)

Volkward E. Strauß, Selbstdiagnose. Das große Handbuch der Gesundheit. München 1994 (Weltbild) (In diesem Buch gibt es weder das Stichwort „Borreliose" noch „Zecken" –
dafür aber zahlreiche andere interessante Details.)

Thorwald Dethlefsen / Rüdiger Dahlke, Krankheit als Weg. Deutung und
Be-deutung der Krankheitsbilder
München 1983 (Bertelsmann)

Kenneth R. Pelletier, Die neue Medizin. Gesundheit durch Vermeidung
von Streß. Vorbeugen statt heilen. Frankfurt/Main 1982 (Fischer)

J.S. Gordon, Manifest der neuen Medizin. Heyne 1998

Das große Mosaik Gesundheitsbuch. Mosaik 2ooo

M. Waed, Nutze den Schmerz. Wie Schmerz Sie zu körperlichem, geistigem, seelischem und spirituellem Wohlergehen führt. VAK 1991

Hulda R. Clark, Heilung ist möglich.
Eine revolutionäre Technik zur Behandlung chronischer Erkrankungen.
München 2000 (Knaur TB)

Monika Husel / Gernot Knaus/Astrid Stein, Nie wieder krank. Neue The-
rapien gegen Allergien, Candida, chronische Müdigkeit. München 1991
(Ehrenwirth)

Manu L. Kothari / Lopa A.Mehta, Ist Krebs eine Krankheit? Vom leidbringenden Mißverständnis der Krebsbehandlung. Reinbek/Hamburg 1979 (rororo-TB)

Theodor von Keudel, Die Pharma-Verschwörung.
Der verkaufte Patient. Hamburg 1989

Kurt Langbein / Hans–Peter Martin / Hans Weiss, Bittere Pillen. Nutzen und Risiken der Arzneimittel. Ein kritischer Ratgeber. 2650 Medikamente wissenschaftlich bewertet. Sonderteil: Homöopathie + Naturheilmittel. Köln 1983/1985/1990 (Kiepenheuer & Witsch)

H.–P. Neitzke, Risiko Elektrosmog Birkhäuser 1994

Iris Hammelmann, Gesund wohnen mit Energiepflanzen, München 2000

Zum Stichwort „Fuchsbandwurm": Yvette Wirth, Die Jagd –
Ein Mordsspaß. Esch-Alzette/Luxemburg 1999
Für Deutschland: Rhein-Mosel Verlag Römerstraße 6
D–56867 Briedel   (S. 52 bis 54)

6. zum Thema Naturheilkunde:

Gerhard Leibold, Das große Hausbuch der Naturheilkunde. Niedernhausen/Taunus 1978 (Falken-Verlag)

C. Norman Shealy, Das große Buch der alternativen Heilverfahren Könemann Verlag

Dr. med. Vinod Verma, Gesund und vital durch Ayurveda. O.W.Barth 2001

Accolla/Yates, Traditionelle Chinesische Medizin
Bassermann 2001

Das große Hausbuch Sanfte Medizin ADAC Verlag

Kim da Silva, Gesundheit in unseren Händen
Mudras – die Kommunikation mit unserer Lebenskraft durch Anregung der Finger-Reflexzonen, München 2000 (Knaur TB)

Dr. Jörg Zittlau, Schmerzen lindern mit Magneten
SÜDWEST Verlag o. J.

Dr. med. C. Thuile, So hilft die Magnetfeld-Therapie
Trias Verlag 2000

Heinz Ryborz, Die helfende und heilende Kraft der Symbole, Zürich 1990 (Oesch Verlag)

Dr. Edward Bach, Heile dich selbst mit den Bach-Blüten München 1988 (Knaur TB)

Dr. Edward Bach, Gesammelte Werke. Von der Homöopathie zur Bach-Blütentherapie. Grafing 1992 (Aquamarin)

Mechthild Scheffer, Die Bach-Blütentherapie.
Theorie und Praxis München 1981 (Hugendubel)

Mechthild Scheffer/Wolf-Dieter Storl, Das Geheimnis der Bach-Blüten, München 1091

Ute York, Bach-Blüten. Therapie für Körper und

Seele, Eltville/Rhein 1995 (Bechtermünz)

Ingrid Kraaz/Wulfing von Rohr, Das Original-
Bachblüten-Farbkarten-Set Neuhausen/Schweiz 1989
ISBN 3-905021-20-X

Beate Helm/Dr.Peter Michel, Das Bach-Blüten-Orakel
Grafing o.J. (Aquamarin)

Natur & Gesundheit. Aktuelle Informationen aus der
Naturheilkunde (Zeitschrift) Jossastr.5
36323 Grebenau

Siegfried Börngen, Pflanzen helfen heilen Berlin
1990

David Hoffmann, Mit Kräutern gegen Streß. Ein
medizinischer Ratgeben München 1987 (Heyne)

Karola Berger, Gesundheit und straffes Gewebe durch
SILICIUM. Heilung mit dem natürlichen Urstoff
Kieselsäure Berlin 1997 (Urania)

Margret Stukenbrock, Heilmittel Weihrauch Berlin
1999 (Urania) (hilft nicht nur bei rheumatischen
Erkrankungen!)

7. Bewegungstherapie/ Körperübungen

Sivananda Yoga Zentrum, YOGA für alle Lebensstufen
Müchen 1985 (Gräfe und Unzer)

Gertrud Hirschi, YOGA für Seele, Geist und Körper
Freiburg 1993 (Bauer Verlag)

Gisela Mühlhans, Glück, Erfolg, Gesundheit mit Yoga
München 1990 (Herbig)

Toyo & Petra Kobayashi, T'ai Chi Ch'uan. Ein
praktisches Handbuch zum Selbststudium München 1979
(Hugendubel)

Klaus P. Waldmann, Entspannung und Gelassenheit mit
T'ai Chi Chuan Berlin 1998 (Urania)

Klaus P. Waldmann, Ruhe und Ausgeglichenheit mit Qi
Gong Berlin 1998 (Urania)

Monnica Hackl, HUI CHUN GONG Die
Verjüngungsübungen der chinesischen Kaiser. Ein
praktisches Übungsbuch München 1991
(Irisiana/Hugendubel)

Brigitte Tiesel, Energie und Schwung durch
Kinesiologie Berlin 1998 (Urania)

Robert Gray, Das Darmheilungsbuch. Gesundheit durch
Kolon-Sanierung München 2000 (Knaur TB)

Alexander Lowen. Bio-Energetik. Therapie der Seele
durch Arbeit mit dem Körper Bern/München 1986
(Scherz Verlag)

John F. Thie, Gesund durch Berühren/ TOUCH FOR
HEALTH. Eine neue ganzheitliche Methode zur
Aktivierung der natürlichen Lebensenergien und des
körperlichen und seelischen Gleichgewichts. Basel
1993 (Sphinx Verlag)

dtv Atlas Akupunktur, 2.Auflage 1997

Lutz Bernau/Prof.Dr.med.Adolf-Ernst Meyer, Das
große Akupressur-Buch. Schmerzfrei ohne Tabletten
 München 1981 (Ehrenwirth Verlag)

D.P.Heinke, Schmerzen lindern mit Akupressur
Südwest 1997

Shiatsu Entspannung und Wohlbefinden durch
japanische Heilmassage Buch mit Video Könemann
1998

P.Wills, Reflexzonen-Massage Mosaik 1996

Fußreflexzonenmassage Buch mit Video bei Könemann

H. Lindemann, Autogenes Training. Der bewährte Weg
zur Entspannung Mosaik 1991

Katharina Wolfram, Salzlampen. Das Licht aus der
Erde. München 1999 (Droemer Knaur)

Wolfgang Hätscher-Rosenbauer, Rasterbrille. Das
Augentraining – nicht nur für Brillenträger. München
1999 (4. Auflage 2001)

Katharina Wolfram, Salzlampen. Das Licht aus der
Erde München 1999 (Delphi bei Droemer)

Chr. Stecher, Aus der Kraft der Sonne. Leben im
Einklang mit dem Licht Goldmann 1998

N. Messing, Praxisbuch der Heilenden Öle Peter Erd
1998

Cathy Hopkins, Aromatherapie. Gesundheit und
Wohlbefinden durch heilende Öle München 1993
(Heyne, 1991 Moewig)

Michael Kraus, Aromatherapie für jeden Tag
Gaimersheim 1992 (Simon & Wahl)

Christa Muths, Farbtherapie. Mit Farben heilen -
der sanfte Weg zur Gesundheit München 1993 (Heyne)

8. NATURKOSMETIK
Stephanie Faber, Schön und gesund. Der umfassende
Ratgeber für Naturkosmetik und gesunde
Schönheitspflege München 1991 (Heyne)

Bezugsadressen:

– Die Original-Bach-Blütenessenzen nach Dr. Edward
Bach sind in Deutschland nur über Apotheken
erhältlich (ca. 12 Euro pro Essenz)

– inzwischen gibt es zahlreiche weitere
Blütenessenzen, z.B. aus heimischen Eifel-Blüten,
eine Lotus-Essenz aus Bali etc. beim Iris Flora
Projekt/Anne Rensing Dorfstr.18   54649 Mauel
Tel. 06554/934075 (auch Einzelberatungen)

– für den Orgon-Strahler nach Wilhelm Reich (samt
Zubehör):
WuWei-Auslieferung Postfach 20 04 45
93063 Regensburg Tel. 0941/79 38 42
Fax 0941/794910 e-Mail: Info @wu-wei.de
http://www.wu-wei.de

– für den Parasitenzapper nach Hulda R. Clark:
VEDASAN Vertriebs-GmbH für Bücher und Naturprodukte
Rudolf-Dietz.Str.13   Postfach 1240
65232 Taunusstein
Tel. 06128/48770   Fax:06128/41098
               oder:
Schmidtbauer Postfach 1165   84547 Emmerting
Tel.08679/9116-30   Fax 08679/9116-31
(35–38 khz: ca. 70 Euro; 5 Frequenzen: ca. 150 Euro;
170 khz: ca. 175 Euro)

Anneliese Thommes, Heilmeditation für Körper, Geist
und Seele (CD) bei: Audimur und Argon Waldstr.5
54612 Nimshuscheid (15 Euro)

Original japanische Magnetarmbänder: Beratung und Verkauf / Versand:
Peter Schomer Postfach 8 54669 Bollendorf Tel. und Fax: 06526 / 8656
(verschiedene Ausführungen; Preis ca. 25 Euro)
Herstellerfirma: Aimanté Trading Company LTD.
Diese Armbänder tragen auf jeder einzelnen Magnet-Rückseite die Re-
gistrier-Nummer des japanischen Patentes 269121 und den Vermerk
„Made in Japan". Jedes Teil des Gliederarmbands ist mit der zweifachen

Beschriftung „Sanita Flex" versehen. Beim Kauf dieser Magnetarmbänder erhält man ein Echtheits-Zertifikat mit Angaben des japanischen Gesundheits-Ministeriums und Hinweisen auf weitere Patente in Europa. Neuerdings sind beim Versandhaus Walz Magnetarmbänder aus Taiwan erhältlich, die den japanischen äußerlich völlig gleichen.
Auch sie verfügen über sechs kreisförmig angeordnete Magnete. Allerdings fehlt ihnen die Innenbeschriftung (s. o.). Nach Angaben der Versandfirma haben die Magnete eine Stärke von 700 Gauß (statt 800 Gauß wie bei den japanischen).
Ein Damenarmband (Best. Nr. 596.256) kostet 7,95 €, das Herrenarmband (Best. Nr. 595.829) 8,50 € bei:
Versandhaus Walz GmbH 88336 Bad Waldsee
Tel. 01 80 5 / 33 40 11   Fax 0 75 24 / 70 33 77

Magnet-Bandagen für Knie-, Fuß- und Armgelenke, Bauch, Rücken und Magnet-Stirnbänder findet man in vielen Versandkatalogen für Haushaltwaren, Sport oder Gesundheitsartikel. Leider fehlen häufig präzise Angaben zur Magnetfeldstärke. (Oft wird nur die Anzahl der Magnete angegeben, die allein noch nicht viel besagt. Die Anordnung und Stärke der Magnete ist erheblich wichtiger!) Die besten Erfahrungen habe ich mit Magnetfeldstärken von 700 - 800 Gauß gemacht. Einige Hersteller verwenden bei Knie- und Fußbandagen 500 - 600 Gauß. Über deren Wirksamkeit kann ich nichts sagen. Lediglich beim Süd-West-Versand (Postfach 11 64 in 89122 Langenau Tel. 07345 / 8 07 70 Fax 07345 / 8 07 90) habe ich eine Kniebandage mit 1200 Gauß gefunden. Die Herstelleranweisung empfiehlt, eine solche Bandage nicht ständig, sondern täglich nur 4 – 5 Stunden zu tragen. Das erscheint mir sinnvoll. Ich kann mir gut vorstellen, daß man bei längerem Tragen sich regelrecht „überlädt" und die Heilwirkung in Nervosität etc. umschlägt. Übrigens sind diese Magnet-Artikel meist mit Warnhinweisen für Menschen mit Herzschrittmachern versehen.

–Die Verbraucher–Zentrale NRW mit ihrem Zentralversand in
40215 Düsseldorf, Adersstr.78 hält enorm preiswertes Info-Material zu fast allen in diesem Buch angesprochenen Themen bereit: zu Gesundheitsfürsorge, Ernährungsfragen, gesunder Kleidung, gesundem Bauen, Pflege- und Krankentagebücher u.s.w. Eine kostenlose Übersicht über diese Ratgeber gibt es unter der Tel.-Nr.0211 / 3809 215.

Die fundiertesten und solidesten Informationen zum Thema Steinheilkunde erhält man m.E. bei der „Cairn Elen" Lebensschule Tübingen, Michael Gienger & Annette Jakobi täudach 8/1 in 72074 Tübingen

Tel. 07071 / 36 47 19   Fax: 07071 / 38 86 8

Wer keine Lust mehr auf „normales" Schuhwerk hat, weil einem dieses zwangsläufig über kurz oder lang Fehlstellungen der Gelenke samt nachfolgenden Haltungsschäden beschert, findet meines Wissens die größte Auswahl an Schuhen mit „Minus"-Absatz bei: Bär GmbH – Manufaktur für bequeme Schuhe, Pleidelsheimer Str. 15 in 74321 Bietigheim-Bissingen   Tel. 0180 / 55 56 155   Fax: 07142 / 95 66 22

Preiswerte Bücher (nicht nur zum Thema Gesundheit!) bieten folgende Versandbuchhandlungen an:

- Verlag 2001 Postfach 60381 Frankfurt/Main
- Mail Order Kaiser Abt. Bestellservice 80791 München
- Fortuna Buch-Service / Curt L. Schmitt GmbH 32754 Detmold
- (Modernes Antipuariat)
- Akzente Versandbuchhandel GmbH 56110 Lahnstein
- Rhenania Buchversand 56061 Koblenz
- Weltbild Verlag und Jokers Restseller Steinerne Furt 70
- 86122 Augsburg